이 책이 나오기까지 성심껏 원고를 감수해주신
러브인발레 조선경 선생님과 주심한의원 김종수 원장님께
감사의 말씀을 전합니다.

발레와 한의학의 K라인
K Line, The Essential Meridians of Ballet Posture

발행일
2020년 11월 27일 초판 1쇄 발행

지은이 | 이연주
펴낸이 | 이연주
펴낸곳 | 주심웍스

주소 | 강원도 속초시 선사로 26-2, 2F
전화 | 033 636 7899
팩스 | 033 633 1078
메일 | jusimworks@gmail.com

ISBN 979-11-972007-9-3

가격은 뒷표지에 표시되어 있습니다.
지은이와의 협의하에 인지를 붙이지 않습니다.
본 도서는 저작권법에 의해 보호를 받는 저작물이므로
무단 전재와 무단 복제를 금합니다.

Published by JUSIMWORKS
© 2020 Yeonju Lee. All rights reserved.
Printed in Korea

발레와 한의학의 K라인

이연주 지음

K Line,
The Essential Meridians of
Ballet Posture

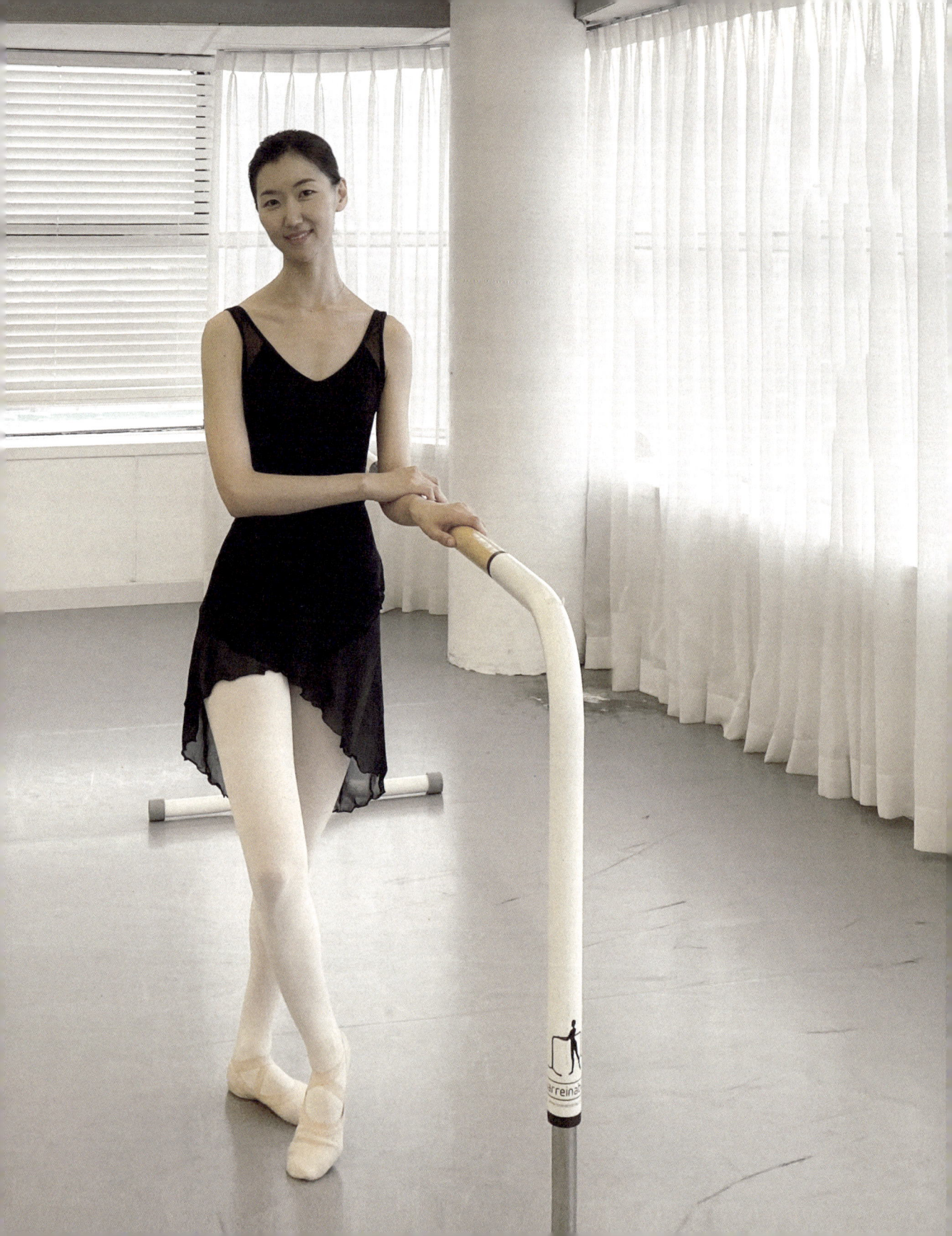

경희대학교 한의과대학을 졸업하고, 10년 이상 취미 발레를 이어 오며 세 아이를 임신하고 출산하는 과정을 겪었습니다. 발레와 한의학을 통해 세 번의 임신과 출산, 산후조리가 순조롭게 이루어질 수 있었고, 이는 발레와 한의학에 공통적으로 내재하는 중심축에 대해 고민하고, 알아갈 수 있는 계기가 되었습니다.

제가 만난 발레와 한의학의 공통점은 뿌리에 집중하게 하여 단순하면서도 활기찬 삶을 살아갈 수 있도록 한다는 것입니다. 이 둘은 허증으로 기울어진 몸과 정신을 의외의 심플함을 통해 새롭게 전환해 주는 힘을 가집니다. 이 책에서는 그 변화의 중심축의 한가운데를 흐르는 경맥을 K라인으로 정리하고 있습니다. 부족한 내용이지만 발레와 한의학을 사랑하는 이들의 창조적 영감에 조금이나마 보탬이 되었으면 하는 바람입니다.

2020년 10월
이 연 주

들어가면서

　　지도는 단순한 지리 정보 표기 이상의 의미를 가지고 있습니다. 누군가의 시야를 열어주며, 생각의 한계를 거침없이 확장해주기도 합니다. 동서고금을 막론하고 지도는 역사 속에서 다양한 세계관을 반영하는 수단이자 정보 권력으로 자리 잡아 왔습니다. 이런 특성을 기반으로 지도는 국가의 운명을 결정짓는 도구 역할을 합니다. 한 나라를 통치하고, 세계로 뻗어나가는 지도자들의 손에는 늘 지도가 들려져 있습니다.

　　한 나라의 지도자까지 논하지 않아도 우리는 각자 '나'라는 국가를 다스리는 지도자입니다. 우리 몸은 일종의 나라와 같습니다. 임금인 심장을 중심으로 오장육부가 각각의 기관을 담당하고, 혈血은 신하와 같이 일하고 있습니다. 기氣는 나라의 백성입니다. 지도자들이 지리학을 토대로 한 나라를 통치하고 세계를 인식하였듯이 우리에게는 나 자신을 다스리기 위한 신체 지도가 필요합니다. 신체 지도는 평소엔 몸을 잘 다스릴 수 있도록 하고, 문제가 생겼을 때는 병을 치료하는 방법을 알려주는 가이드라인이 됩니다.

서양의학의 해부학과 동양의학의 경혈학은 서양철학과 동양철학이란 각각의 고유한 시각으로 풀어낸 신체 지도를 제시합니다. 서양의학의 해부학이 우리 몸이란 숲을 구성하고 있는 나무 하나하나의 구조와 속성을 파악하는 분석적인 지도를 그려낸다면, 동양의학의 경혈학은 우리 몸이라는 숲을 하나로 인식하여 유기적이고 전체적인 흐름을 인지하는 통합적인 지도를 펼쳐내고 있습니다. 상반된 두 가지 관점의 지도는 우리 자신을 분석적이면서 동시에 통합적으로 인지할 수 있도록 합니다.

발레에 대한 해부학적·운동학적 접근은 몸의 구조와 기능에 대한 주요 정보를 제공하며 발레의 테크닉 습득에 구체적이고 실질적인 도움을 주고 있습니다. 발레와 서양의학 간의 교류를 기반으로 차곡차곡 쌓인 지식과 정보는 우리 몸에 대한 이해도를 높여 발레 기술을 더욱 풍성하게 발달시키는 데 크게 공헌하고 있습니다. 한편 서양의학과의 활발한 교류에 비해 발레와 동양의학 사이의 연결고리는 거의 없는 실정입니다.

한의학과 발레, 두 분야의 접점에는 또 하나의 거대한 유전이 매장되어 있습니다. 질병을 예방하고 치료하는 법, 운동을 하거나 춤을 추는 것, 움직이고 생각하는 것 등 살아가는 데 이뤄지는 모든 행위는 경맥과 경혈에 연결되어 있습니다. 경맥은 우리 몸을 유기적인 시스템으로 연결하는 기혈의 순환통로이고, 경혈은 기혈이 모이는 자리입니다. 한의학의 시각으로 발레를 새롭게 바라본다면 기혈의 흐름을 드러내는 경맥과 경혈이 발레 자세와 동작에 어떻게 연결되어 있는지 파악하며, 우리 몸을 더욱 통합적으로 이해할 수 있게 됩니다.

특히 풀업(pull-up, 척추를 반듯하고, 길게 늘이는 자세)과 턴아웃(turn-out, 발을 모으고 고관절부터 바깥쪽으로 여는 다리 자세)을 기반으로 하는 발레의 기본 자세는 우리 몸의 여러 경맥 중에서 충맥, 임맥, 독맥 그리고 대맥이라는 네 경맥과 깊게 연관되어 있습니다. 발레의 기본 자세는 몸통의 옆면에 지나는 네 경맥의 흐름을

K 모양과 같이 만들어줍니다. 이 책에서는 발레의 기본 자세를 통해 몸통의 옆면에 형성되는 충맥, 임맥, 독맥, 대맥의 흐름을 'K라인'이라고 새롭게 정의하고 있습니다.

K라인은 발레의 기본 자세를 통해 형성되는 기혈의 흐름을 직관적으로 표시한 일종의 경맥 지도로 생명력의 뿌리인 원기의 발원지와 원기가 흐르는 주요 통로를 나타냅니다. K라인을 세우는 발레의 정렬 자세는 정기가 흩어지지 않도록 안으로 모으는 힘을 길러주어 허증을 개선하고, 기력을 북돋고, 삶의 질을 높이는 보약과 같은 작용을 합니다. 또한 순환고리의 중심축을 바로 세워 전신의 기혈 순환을 촉진합니다. 이러한 K라인의 특징은 K라인이 발레의 영역을 초월하여 임신 준비, 산후조리, 다이어트, 자세 정렬 등 생활 전반의 중요한 지표가 될 수 있음을 의미합니다.

K라인 경맥 지도는 발레 동작의 이면에 내재하는, 눈에 보이지는 않지만 모든 것을 통제하는 기혈의 발원지로 안내하여 몸의 뿌리를 살리는 방법을 제시합니다. 뿌리를 살리면 새로운 변화가 일어납니다. 변화는 생명력의 특징이죠. 생활 속에서 K라인을 연동시킨다면 인위적인 장식들을 걷어내고, 생명력의 깊은 곳에서부터 길어 올리는 평담한 아름다움으로의 변화가 일어날 수 있습니다. 한의학이라는 새로운 시각으로 전개한 K라인 지도를 손에 쥐고 본질적인 변화를 발견하는 진정한 여행을 떠나 보는 건 어떨까요?

"진정한 여행은
새로운 풍경을 찾는 것이 아니라
새로운 시각을 갖는 것이다."

《잃어버린 시간을 찾아서》의 마르셀 프루스트

차례

1장
K라인

- K라인 · 020
- 발레와 한의학의 K라인 · · · · · · · · · · · · · · · 023
- K라인 세우기 추천 대상 · · · · · · · · · · · · · · · 025
- +경락과 경혈 · 028
- 기혈의 순환고리 · · · · · · · · · · · · · · · · · · · 030
- 몸통 옆면의 H라인 · · · · · · · · · · · · · · · · · · 032
- 허증이 발생한 H라인 · · · · · · · · · · · · · · · · 033
- 허증을 보완하는 K라인 · · · · · · · · · · · · · · · 036
- H라인과 K라인 · 038

2장
K라인을 이해하기 위한 한의학 개요

- 한의학 개요 · 042
- 정혈의 허증을 보하는 세 가지 · · · · · · · · · · · 050

3장
발레와 한의학의 K라인

- 발레의 기본 자세와 K라인 · · · · · · · · · · · · · 056
- 턴아웃으로 K라인 세우기 · · · · · · · · · · · · · · 059
- + K라인 세우기 효과 · · · · · · · · · · · · · · · · · 072
- + 턴아웃의 한의학적 효과 · · · · · · · · · · · · · · 074

4장 충맥

충맥	084
충맥을 통해 K라인의 뿌리 이해하기	086
충맥의 병증	092
충맥의 순행 노선	094
충맥의 주요 혈자리	097

5장 임맥

임맥	102
임맥의 병증	106
임맥의 순행 노선	107
임맥의 주요 혈자리	109
+ 극단적 다이어트의 후유증, 혈부족	113
+ 발레 부상 및 후유증을 다스리는 한의학적 치료	118
+ 발레와 한의학으로 어깨 내리기	123

6장 독맥

독맥	130
독맥의 병증	132
독맥의 순행 노선	133
독맥의 주요 혈자리	136
+ 등을 교정하는 근본적인 방법	144
+ 발레의 독맥 리프팅	146
+ 발레의 눈빛 광채 효과	148
+ 발레로 독맥의 아우라를 발산시킨 루이 14세	150

7장
대맥

대맥 ·	156
대맥의 병증 · · · · · · · · · · · · · · · · · ·	159
대맥의 순행 노선 · · · · · · · · · · · · · · ·	160
대맥의 주요 혈자리 · · · · · · · · · · · · ·	162
+ 대맥 밴드 · · · · · · · · · · · · · · · · · ·	165
+ 대맥을 조여서 터뜨리는 폭발력 · · · · ·	170

8장
K라인 사용법

K라인 사용법 · · · · · · · · · · · · · · · · ·	174
싸우지 않고 이기는 법 · · · · · · · · · · · ·	178

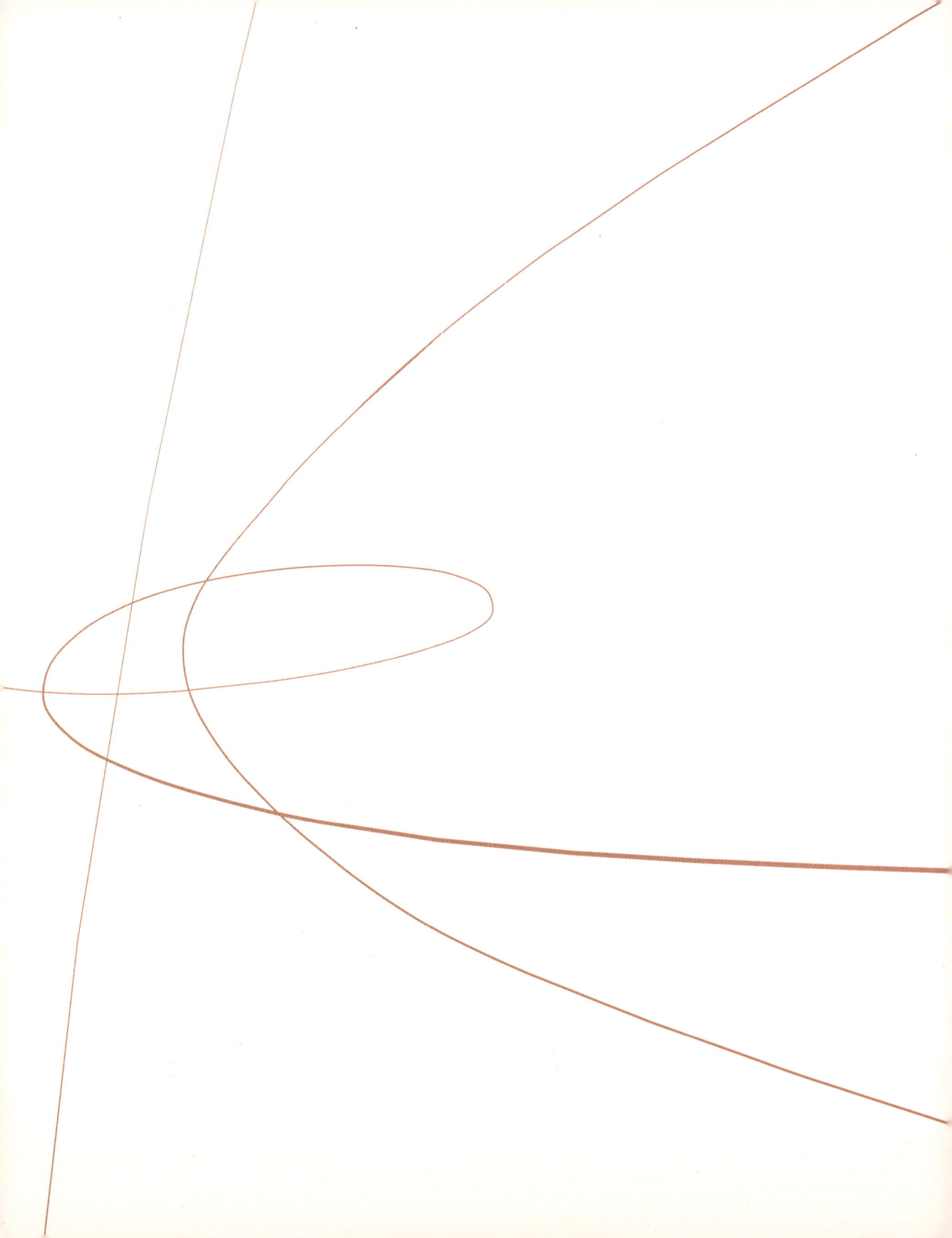

1장
K라인

K라인은 발레의 기본 자세를 취할 때 몸통 옆면에
특징적으로 형성되는 기혈의 흐름을 직관적으로 나타낸
일종의 경맥 지도입니다.

K라인

K라인

K라인은 발레의 기본 자세를 취할 때 몸통 옆면에 특징적으로 형성되는 충맥, 임맥, 독맥, 대맥의 주요 순행 노선의 흐름을 직관적으로 나타낸 일종의 경맥 지도입니다. 발레의 기본 자세는 K라인을 활성화하여 생명력의 발원지를 강화하고, 원기[1] 를 전신으로 퍼트리는 경맥의 흐름을 촉진합니다.

K라인은 발레의 정렬 축과 연결되는 경맥선인 만큼 발레의 기본 자세를 통해서 쉽게 연동되고, 강화될 수 있습니다. 하지만 발레를 모르는 일반인들도 쉽게 이해하고, 만들어갈 수 있습니다.

---

[1] 원기元氣
원기는 생명의 원동력이며 생사를 결정짓는 기운이다. 원기가 왕성하면 건강해지고, 면역력이 높아진다.

직관적인 경맥 지도, K라인

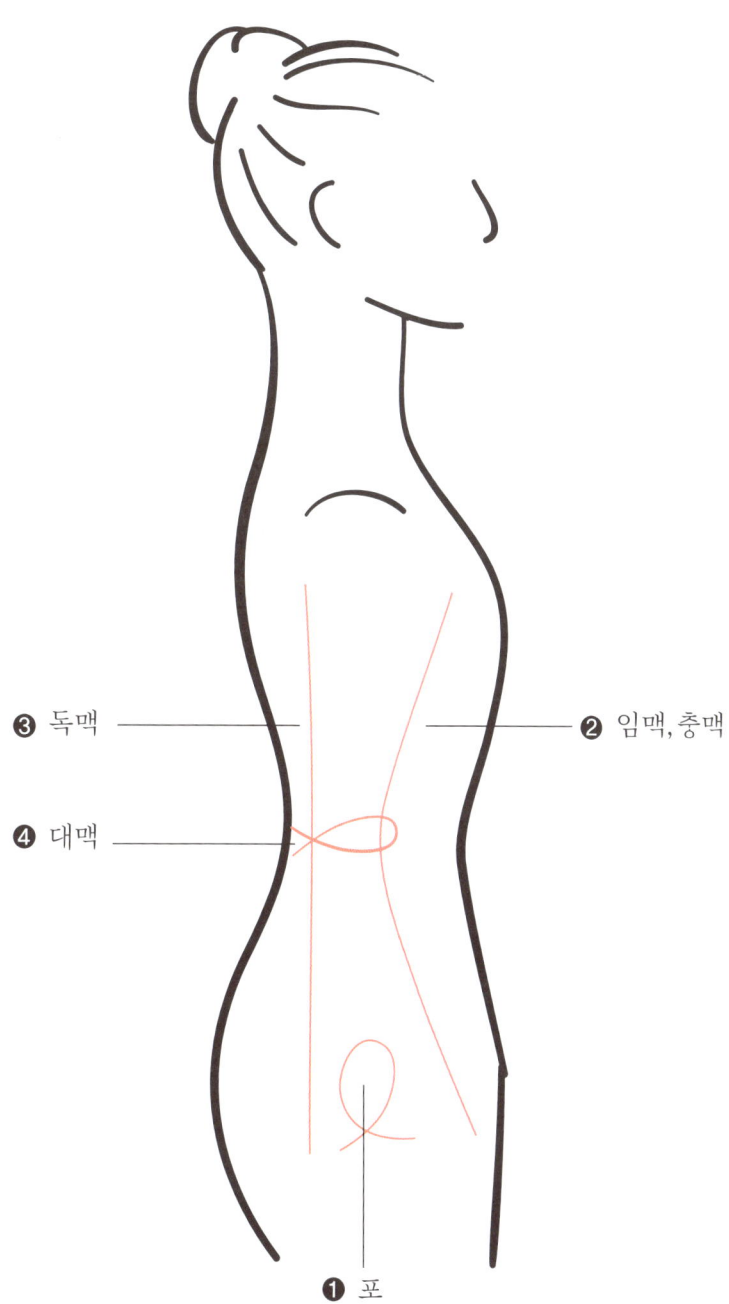

2

포 胞
좁은 의미로는 여성의 자궁 또는 남성의 전립선을 뜻하며, 넓게는 단전과 명문을 의미하기도 한다. 생명의 근원처이다.

❶ 포

'K'의 아래쪽에 있는 고리 모양 '♀'은 골반 내에 위치한 포胞 [2] 를 상징합니다. 포는 K라인의 뿌리와 같습니다. 충맥, 임맥, 독맥은 모두 골반 내의 포胞 가운데서 시작되어 세 갈래로 나뉘어 몸통을 순환하며, 전신의 기혈을 조절합니다.

❷ 임맥, 충맥

K의 '〈' 부분은 몸통 앞면의 정중선에 흐르는 임맥과 복부 정중선 양 옆을 지나는 충맥을 단순하게 하나의 선으로 표시하고 있습니다. 몸통 앞면은 음陰에 속하는 부위로 K의 안으로 꺾인 선의 형태(〈)는 내부로 저장하고, 수렴하는 음陰의 성질을 상징합니다. 임맥과 충맥은 음陰을 통솔하는 대표 경맥입니다.

❸ 독맥

K의 '│' 부분은 몸통 뒷면의 정중선에 흐르는 독맥을 나타냅니다. 몸통 뒷면은 양陽에 속하는 부위로 K의 일직선 모양(│)은 위로 뻗어 올라가고, 밖으로 펼치는 양陽의 성질을 상징합니다. 독맥은 양陽을 통솔하는 대표 경맥입니다.

❹ 대맥

안으로 들어간 K의 가운데 부분은 배꼽의 수평선 상에서 대맥이 몸통의 모든 경맥을 강하게 묶고 있음을 강조하고 있습니다.

발레와 한의학의 K라인

서양의 궁중무용과 동양철학에 각각 뿌리를 두고 있는 발레와 한의학은 서로 아무런 연관이 없어 보입니다. 하지만 흥미롭게도 두 카테고리가 교집합을 이루고 있는 부분이 있습니다. 한의학적으로는 원기의 근원지이고, 발레에서는 힘을 응축하여 발산시키는 중심축에 해당됩니다. 발레와 한의학이 공통적으로 가리키고 있는 몸의 뿌리와 중심축에 K라인이 흐르고 있습니다.

발레와 한의학은 고유의 철학과 기술을 바탕으로 K라인이란 중심축을 각각 다른 시각으로 풀어내고 있습니다. 한의학은 K라인에 숨겨진 경맥 지도를 펼쳐줍니다. 경맥 지도는 원기의 시작과 기혈의 흐름을 알려주어 우리 몸에 대해 통합적으로 사유할 수 있도록 합니다. 더불어서 발레의 기본 자세와 다양한 동작 속에 숨겨진 효과를 파악할 수 있도록 도와줍니다. K라인은 무용 예술의 영역을 초월한 발레의 한의학적 가치를 새롭게 읽어내는 시작점이 될 수 있습니다.

한의학이 K라인의 내적인 기혈의 흐름에 집중하고 있다면 발레는 K라인을 강화하는 외적인 기술을 담당합니다. K라인을 연동시키는 발레의 기본 자세와 동작은 원기의 뿌리를 섬세하고, 체계적으로 강화하는 일종의 섭생 운동법이자 치료 기술로 활용될 수 있습니다. 한의학에서는 생명의 속성이 움직임에 있음을 파악하여 무용, 태극권, 기공 등의 다양한 영역을 넘나들며 몸짓과 움직임으로 경맥을 다스리고, 병을 치료하는 치료법을 발달시켜 왔습니다. 한의학 이론에 발레의 의미 있는 동작을 접목하는 것은 한의학의 입장에서는 한의학 이론을 펼치는 또 다른 언어를 갖출 수 있게 되고, 발레에 있어서는 발레 동작에 숨겨진 새로운 의미와 가치를 발견하는 기회가 될 수 있습니다.

K라인은 서양의 발레와 동양의 한의학에서 동시에 주목하고 있는 몸의 중심축이자 원기의 뿌리입니다. 처음엔 두 분야의 만남이 다소 낯설 수도 있습니다. 하지만 진정한 아름다움은 건강함에서 비롯된다는 기본적인 원리를 떠올려볼 때 아름다움을 추구하는 발레와 건강을 추구하는 한의학의 교집합은 자연스러운 일일 수밖에 없는 것 같습니다. 이 책에서는 K라인을 매개로 한의학에 발레 기술을 접목하고, 발레 동작에 한의학 이론을 접목하여 아름다움과 건강의 요소를 담은 '한의학적 발레'를 새롭게 전개해보려 합니다. 아직 대강의 윤곽을 잡는 것에 불과하지만 이러한 소통은 한의학과 발레 각각의 분야에서 신선한 가치를 창출하는 한편, 무한한 변주곡의 단초가 될 수 있을 것으로 기대됩니다.

K라인 세우기 추천 대상

발레 무용수

K라인은 발레의 기본 자세 속에 숨겨진 원기와 기혈의 흐름을 정리한 경맥 지도입니다. 이는 무용수들이 몸에 대해 더욱 통합적으로 이해하고, 다스릴 수 있도록 합니다. 또한 발레 동작에 내재하는 한의학적 가치와 효능을 조명하여 발레 영역의 범주와 깊이를 확장합니다.

취미 발레인

취미 발레를 시작할 때 어디에 먼저 집중해야 할까요? 그리고 발레는 우리 몸에 어떤 변화를 가져올까요? 때로는 발레라는 큰 숲에서 어디로 가야 할지 갈피를 잡기 힘들 때가 있죠. K라인은 발레 기본 자세의 본질적 축과 한의학적 생명의 근원이 동시에 겹쳐진 금맥라인을 표시하고 있습니다. K라인을 통해 발레의 숲 깊은 곳에 숨겨진 변화의 근원지를 찾아내시길 바랍니다.

임산부

　　임신과 출산 그리고 산후조리의 모든 과정은 건강하고 충만한 혈이 관장하고 있습니다. K라인은 혈의 바다인 자궁을 건강하게 다스리고, 골반의 축을 세우는 데 중점을 두고 있는 만큼 임신과 출산이라는 미지의 바다를 항해하는 배의 방향키가 되어 줍니다. 이 방향키는 'D라인에서 K라인으로'의 항로로 안내합니다.

다이어터

　　건강한 다이어트를 위해 중심축을 세우는 자세와 올바른 식생활은 필수적이죠. 몸의 정렬과 중심축이 무너진 채로 다이어트를 강행하면 많은 노력에도 불구하고, 효율성이 떨어지거나 근골격계 질환 등의 부작용이 나타날 수 있습니다. 다이어트의 또 다른 문제들 중의 하나는 영양 불균형입니다. 특히 쌀을 비롯한 곡물은 혈을 만드는 기본 재료인데, 오랜 기간 극단적으로 탄수화물 섭취를 제한한 경우 혈이 부족하게 되는 때가 많습니다. 혈부족을 일으키는 다이어트를 지속하다 보면 요요현상이 쉽게 발생하고, 빈혈, 부종, 탈모, 월경불순 등이 일어나거나 면역력이 저하되며, 노화가 촉진됩니다. 이러한 경우를 '비이불택肥而不澤'이라고 합니다. 살이 쪘으나 혈이 부족하여 윤기가 없는 상태를 말합니다. K라인은 혈의 회복을 도모하여 본질을 지키고, 축을 세우는 다이어트를 제안합니다.

스마트폰 사용자

K라인은 비단 발레를 하는 분들에게만 유용한 것이 아닙니다. 발레와 관계없는 일반인들, 특히 장시간 스마트폰이나 모니터를 사용하고, 정신적 노동의 강도가 높은 현대인들에게 K라인을 세워서 정기를 모으고, 올바른 자세를 생활화하는 것이 도움이 될 수 있습니다. 진정한 자세 교정은 골반을 중심으로 뿌리 축을 세우는 것부터 시작되어 순차적으로 등과 어깨, 목과 머리를 정렬하는 순서로 진행되어야 합니다. K라인은 움츠러든 몸과 정신을 펴주는 우리 몸의 첫 번째 스위치입니다.

경락과 경혈

경락 經絡

경락은 전신에 흐르는 기氣, 혈血, 진액津液의 주요 통로입니다. 경락은 경맥과 낙맥으로 이루어져 있습니다. 경맥은 기본 줄기로 깊은 곳을 순행하여 장부와 관련되어 있고, 낙맥은 경맥의 분지로 얕은 곳을 순행하고 있습니다. 주체적인 순행 통로인 경맥과 여기에서 가지로 뻗어 나온 낙맥은 그물처럼 장부, 기관, 근골, 피부 등 전신의 모든 부위를 연결하여 하나의 통합적인 시스템을 형성합니다.

경혈 經穴

경혈은 경락의 기가 모이는 구멍이나 틈새를 뜻합니다. 경혈은 몸의 상태를 진찰하고, 병을 치료하는 중요한 반응점이자 자극점입니다. 일반적으로 근육과 근육 사이, 뼈와 뼈 사이, 근육과 뼈 사이에 있으며 가볍게 눌렀을 때 경결이나 압통과 같은 반응이 나타납니다.

경맥 經脈

경맥은 총 12경맥, 기경팔맥, 12경별 세 종류로 나누어집니다.

12경맥 經脈

12개의 경맥은 간, 심, 비, 폐, 신으로 이루어진 오장五臟과 담, 소장, 위, 대장, 방광, 삼초로 이루어진 육부六腑 그리고 심포心包(심장을 보호하는 무형의 장부)에 각각 배속되어 있으며, 전신을 순행합니다.

기경팔맥 奇經八脈

기경팔맥은 충맥, 임맥, 독맥, 대맥, 음교맥, 양교맥, 음유맥, 양유맥 총 8개의 경맥으로 이루어져 있습니다. 이들은 12경맥의 작용을 통솔하고, 기혈을 조절하는 감독자 역할을 합니다. K라인은 기경팔맥의 충맥, 임맥, 독맥 그리고 대맥으로 구성됩니다.

기혈의 순환고리

옆면에서 볼 때 충맥, 임맥, 독맥, 대맥의 주요 순행 노선은 우측의 그림과 같은 모습으로 흐르고 있습니다.

❶ 골반강 안에 있는 포포는 충맥, 임맥, 독맥 세 경맥이 시작되는 뿌리입니다.

❷ 앞면의 정중선으로 임맥이 흐르고 있습니다. 그리고 임맥의 복부 중앙선 바로 양 옆에 충맥이 주행하고 있습니다.

❸ 뒷면의 정중선으로 독맥이 흐르고 있습니다. 임맥과 독맥 두 줄기는 윗잇몸에서 서로 만나고, 몸통과 머리에 걸쳐서 고리 모양을 형성합니다.

❹ 대맥은 배꼽 수평선 상에 벨트와 같이 허리를 한 바퀴 도는 경맥입니다.

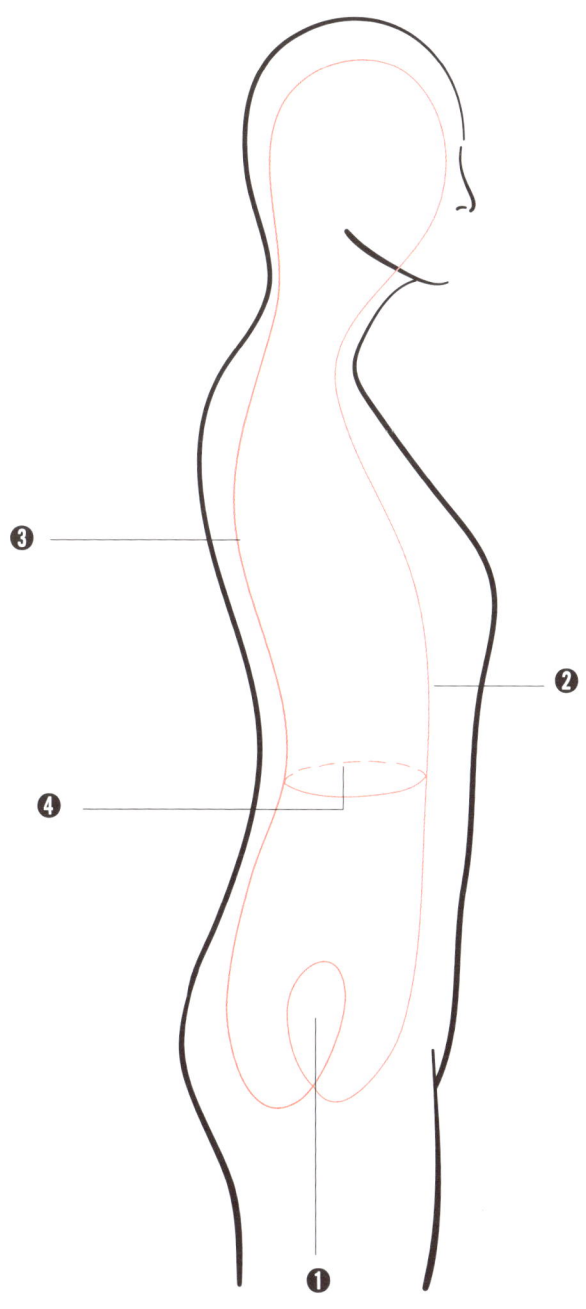

「 옆면의 충맥, 임맥, 독맥, 대맥 」

몸통 옆면의 H라인

 네 개의 경맥이 형성하는 고리 모양에서 머리와 골반의 바닥 부분은 생략하고, 몸통 부분을 살펴보면 충맥, 임맥, 독맥, 대맥의 주요 순행 노선은 'H'와 같은 경맥 흐름을 형성합니다. 체간의 옆면에 보이는 네 경맥은 'H라인'을 이루고 있습니다.

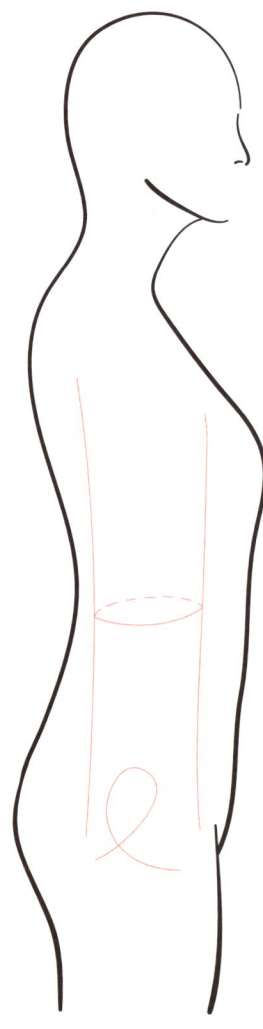

「 몸통 옆면의 H라인 」

허증이 발생한 H라인

　　일반적으로 충맥, 임맥, 독맥, 대맥은 몸통의 옆면에 H 모양의 흐름을 형성합니다. 하지만 노화, 자세 불량, 운동 부족, 스트레스, 각종 만성 질병은 원기와 정혈의 허증을 유발합니다. 허증이 심해질수록 네 경맥의 H라인이 점점 무너집니다. H 모양이 구부러지고, 사이가 벌어지며, 느슨하게 됩니다. 마치 식물의 뿌리가 약해지면 줄기에 힘이 없고, 시들해지는 것과 같습니다.

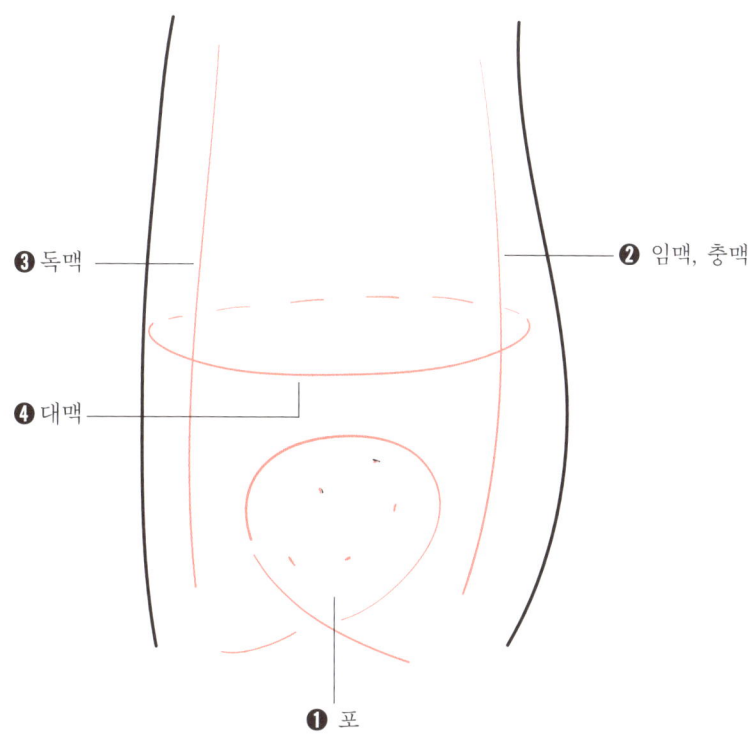

「 허증이 발생한 H라인 」

허증을 가지는 H라인의 특징은 다음과 같습니다.

❶ 포胞

포胞는 충맥, 임맥, 독맥의 뿌리로 생명력의 원천입니다. 노화, 자세 불량, 만성 질병 등으로 뿌리의 정精과 혈血을 저장하는 기능이 저하되면 기운이 흩어지고, 원기가 쉽게 소모되는 허증이 발생합니다. 여기에 골반이 기울어지거나 틀어지면 기혈 소통이 더욱 어려워지고, 허증이 가속됩니다. 그리고 뿌리의 허증은 줄기인 충맥, 임맥, 독맥, 대맥의 약화로 이어집니다.

❷ 임맥, 충맥

몸통의 앞면은 음陰에 속하여 차분하게 내려주고, 안으로 모아서 저장하는 정적인 기운이 강하게 작용하는 곳으로 음맥陰脈을 통솔하는 임맥이 지나고 있습니다. 뿌리의 허증으로 음의 갈무리 하는 힘이 약해지면 몸통 앞면에 흐르는 임맥과 충맥의 기능이 저하되면서 복부와 가슴 부위를 코르셋처럼 힘 있게 조이지 못하고, 흉곽이 벌어지거나 배가 나오게 됩니다. 또한 정혈이 부족해지면서 각종 부인과 질환이 발생하고, 화기가 쉽게 위로 올라오게 됩니다. 전신으로의 혈 공급이 저하되면 신진대사가 떨어져서 냉증과 부종이 일어나고, 노폐물 배출이 어려워집니다.

❸ 독맥

몸통의 뒷면은 양陽에 속하여 위로 뻗어 올라가고, 밖으로 펼치는 동적인 기운이 작용하는 곳으로 양맥陽脈을 통솔하는 독맥이 지나고 있습니다. 독맥의 뿌리가 허하게 되면 골반에서부터 척추, 뒷목, 머리로 정精과 혈血이 원활하게 공급되지 않아 골반 위에 독맥의 축이 반듯하게 세워지지 못합니다. 이로 인해 허리와 등이 뻣뻣해지고, 구부러지거나 통증이 발생하게 됩니다.

또한 신장 기능이 약해져서 남성의 성 기능이 저하되고, 면역력과 뇌 기능이 떨어질 수 있습니다.

❹ 대맥

대맥이 느슨해지면 몸통을 지나는 다른 경맥을 강하게 묶어서 세워주지 못합니다. 이에 따라 허리에 힘이 쉽게 풀어지고, 전신의 근육과 관절이 약해집니다. 또한 흉곽이 벌어지고, 아랫배가 볼록해지며, 골반 정렬이 어려워집니다.

허증을 보완하는 K라인

발레의 기본 자세는 골반의 뿌리를 강화하고, 기틀을 바로 세워 몸통의 옆면에 흐르는 네 경맥의 기혈의 흐름을 'H'에서 'K'와 같은 모양으로 바꾸어 줍니다. K라인은 허증으로 기울어진 H라인과는 다른 에너지 양상을 보입니다. K라인의 특징은 다음과 같습니다.

❶ 포胞
발레의 정렬 자세는 벌어지거나 틀어진 골반을 교정하여 바로 세우는 데 에너지를 집중하도록 합니다. 이는 포胞를 중심으로 하단전에 기氣를 모으고, 쌓아서 정精과 혈血이 채워지도록 돕는 응축의 힘을 형성합니다. 정기가 새어나가지 않고, 뿌리에 정과 혈이 충만해지면 줄기인 임맥, 충맥, 독맥, 대맥으로 영양분과 에너지가 원활하게 공급됩니다.

❷ 임맥, 충맥
안정적인 골반의 뿌리에서 공급되는 힘으로 몸통 앞면에서 안으로 모으고, 저장하는 음陰의 기운이 원활하게 작용합니다. 이를 토대로 임맥과 충맥이 복부 중심선을 코르셋과 같이 탄탄하게 잡아주어 흉곽이 벌어지거나 하복부가 튀어나오지 않고, 단단하게 압축되어 있습니다. 또한 임·충맥에 혈이 충만하게 모이면 기혈 순환과 수액대사가 원활하게 이루어져서 노폐물이 순조롭게 배출되고, 자궁이 건강해지며, 냉증과 부종이 완화됩니다.

❸ 독맥

골반의 뿌리에서부터 몸통 뒷면으로 양陽의 기운이 힘차게 올라와서 독맥에 정精과 혈血이 충분히 공급됩니다. 이를 통해 굽은 허리와 등이 반듯하게 세워집니다. 독맥이 세워지면 신장과 뼈가 튼튼해지고, 남성의 성 기능이 향상됩니다. 더불어서 심장이 편안하게 안정되고, 독맥의 방어기전이 원활하게 이루어져서 면역력이 높아집니다. 또한 정수精髓가 두뇌에 잘 공급되어 머리가 맑아집니다.

❹ 대맥

배꼽선의 벨트인 대맥이 허리를 힘있게 조여주며 복부를 주행하는 모든 경맥을 안정적으로 고정하고, 세워줍니다. 동시에 사지의 관절과 근육에 힘이 들어가고, 운동 기능이 향상됩니다. 또한 대맥이 강화되면 벌어진 흉곽이 교정되고, 하복부 비만이 완화되며, 자궁의 냉증과 소화기 질환이 개선됩니다.

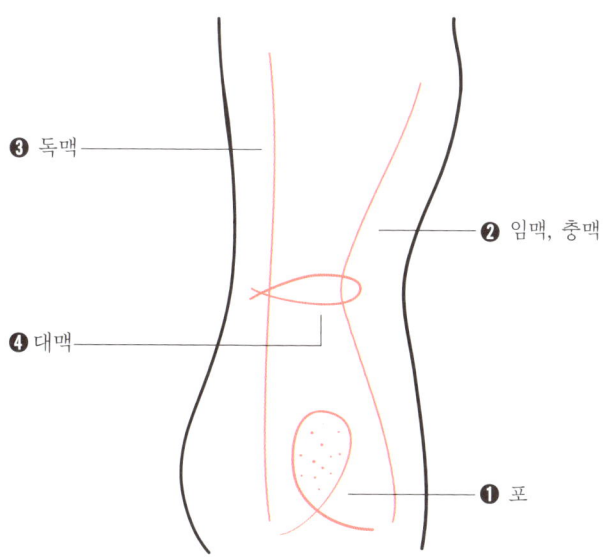

「허증을 보완하는 K라인」

H라인과 K라인

발레의 중력을 거스르는 듯한 점프와 회전, 팔, 다리의 선이 만들어내는 우아한 몸짓의 이면에는 몸통에서의 보이지 않는 뿌리가 강하게 작용하고 있습니다. 따라서 발레의 동작을 이행할 때 심부 근육의 힘을 연계하여 선열을 가다듬는 습관은 굉장히 중요합니다.

중심을 연계하여 힘을 쓰는 발레의 기본 원리는 뿌리의 중요성을 상기시켜 줍니다. 골반의 '포' 또는 아랫배의 '하단전'은 우리 몸의 뿌리라고 할 수 있습니다. 그리고 충맥, 임맥, 독맥, 대맥이라는 경맥은 뿌리에서 나온 큰 줄기와 같습니다. 잘못된 자세, 노화, 질병 등으로 뿌리의 힘이 약해지면 'H' 모양의 경맥 에너지 흐름은 점점 더 구부러지거나 벌어지게 됩니다.

이에 반해 발레의 기본 자세로 힘을 쓰게 되면 뿌리가 강화됨에 따라 경맥의 에너지 양상이 'H'에서 'K'와 같은 모양으로 점점 변화되며 'K라인'이 만들어집니다. 발레의 기본 자세는 몸통의 충맥, 임맥, 독맥, 대맥의 흐름을 H라인에서 K라인으로 전환해 줍니다.

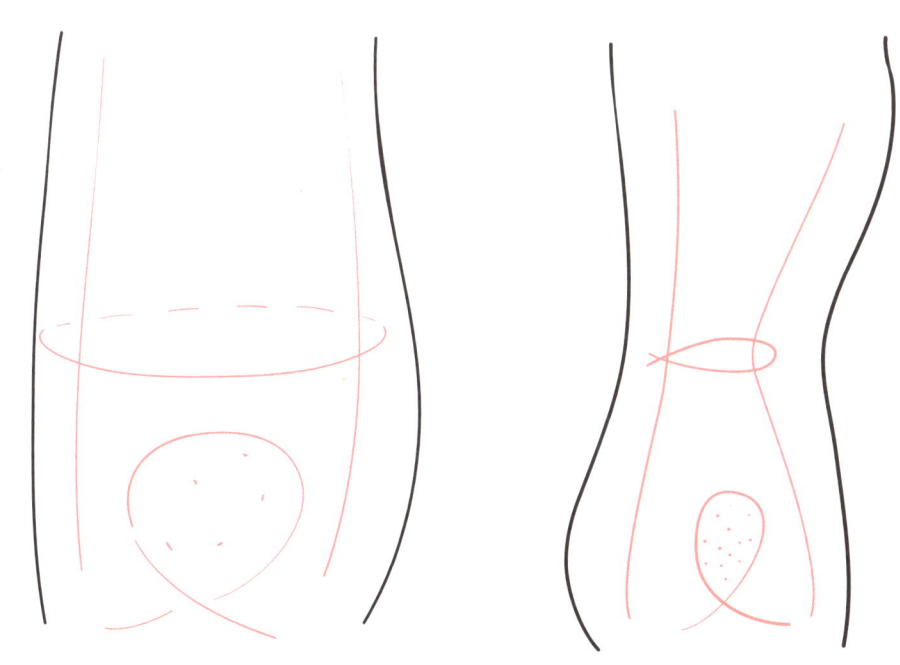

「허증이 발생한 H라인과 허증을 보완하는 K라인」

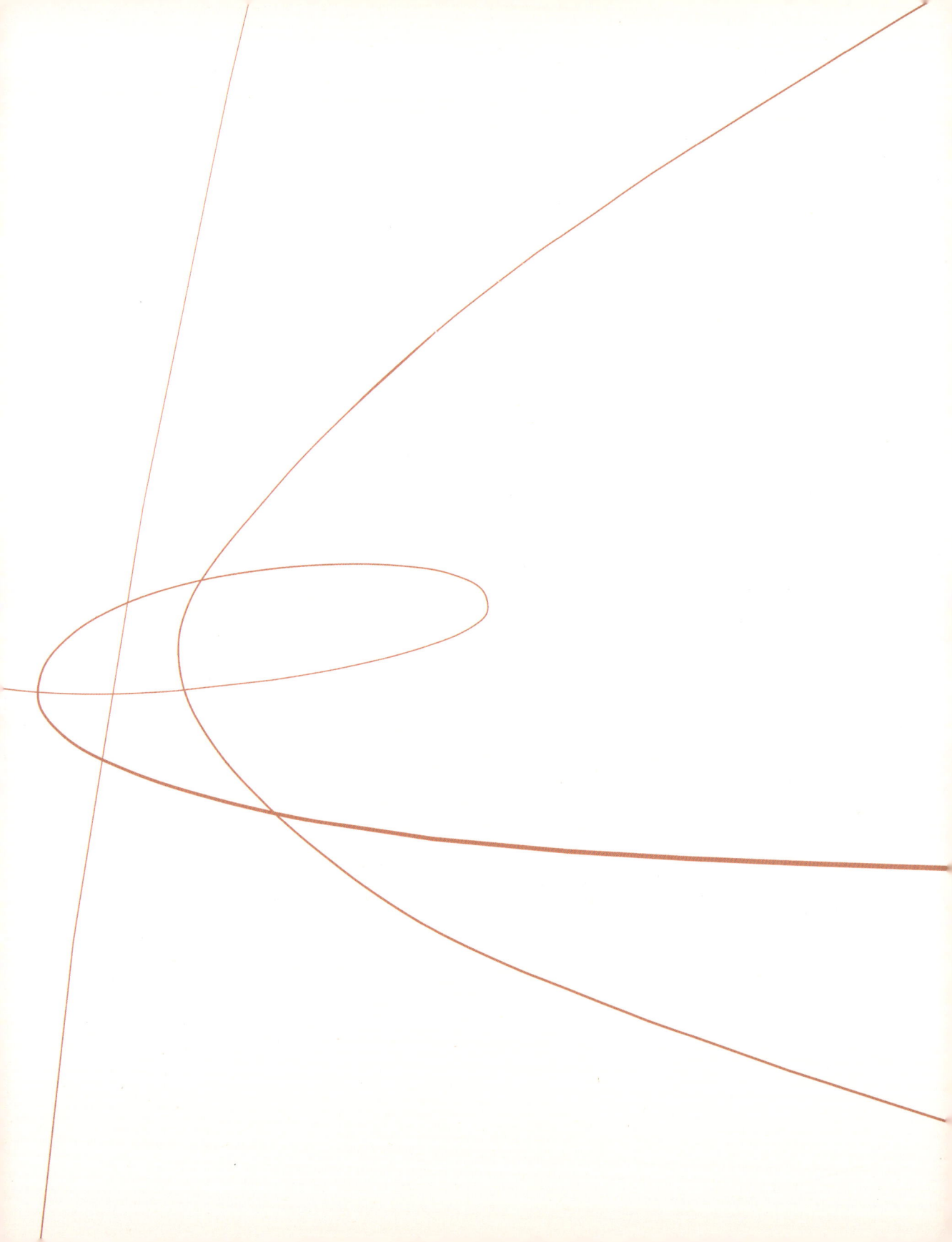

2장
K라인을 이해하기 위한 한의학 개요

발레의 기본 자세를 습득하는 것은 한의학의 예방의학적 통찰을
기술적으로 발현시키는 동시에 심미적인 만족감을 충족시켜주는
영리한 운동법이라고 할 수 있습니다.

한의학 개요

한자 근본 본本은 나무 목木 아래쪽에 표시를 하여 나무의 뿌리를 형상화하고 있습니다. 이는 나무의 근원이 땅 위로 드러난 줄기나 가지가 아니라 땅 아래의 보이지 않는 뿌리임을 의미합니다. 모든 드러난 것을 주관하는 본질은 밖으로 드러나지 않는 지면 아래에 있습니다.

K라인은 우리 몸의 뿌리인 '정精', '정혈精血', '원기元氣' 그리고 기혈의 흐름에 관한 경맥 지도입니다. 우리 몸의 뿌리를 '정', '정혈', '원기' 등으로 언급하는 한의학적 세계관과 '경맥', '기', '혈' 등의 한의학 용어가 다소 생소할 수 있을 텐데요. 우리 몸의 뿌리가 무엇인지, 뿌리를 약하게 하는 요인과 강하게 살리는 요소는 무엇인지 등을 파악하는 것은 K라인을 깊이 이해하는 데 도움이 될 수 있습니다. 이번 장에서는 한의학적 관점의 건강관에 관한 개념을 정리하고 있습니다. 찬찬히 혹은 간단히 훑어보면서 한의학이라는 새로운 세계의 언어를 익히는 것은 어떨까요?

생명력의 뿌리, 정精

정精은 우리 몸의 근본이 되는 물질 중 하나로 생식과 발육을 촉진하고, 영양을 공급하는 역할을 합니다. 정精은 모든 생명 활동의 기반이자, 변화의 원동력입니다. 정精은 선천적으로 물려받아 신장에 저장되는 '선천의 정'을 토대로 이루어집니다.

여기에 음식물의 정밀하고 미세한 기운을 통해 후천적으로 만들어지는 '후천의 정'이 선천적으로 부족한 부분을 지속적으로 채워주고 있습니다. 정精은 선천의 정과 후천의 정이 합해져 이루어집니다. 정精은 생명의 원동력이 되는 지극히 귀중한 물질이 지만 그 양은 사람마다 각각 한정적입니다. 따라서 정精을 잃기만 하고 보충하지 않는다면 정精이 줄고, 원기가 약해지면서 병이 쉽게 생기고, 노화가 촉진되며, 수명이 단축됩니다. 질병의 예방과 치료, 면역 증진 그리고 건강관리의 핵심은 '정精을 지키는 것'입니다.

정혈精血

정혈精血은 정精과 혈血을 한데 아울러서 일컫는 말입니다. 정精과 혈血은 모두 음식물의 정밀한 영양 물질을 재료로 만들어지기 때문에 근원이 같습니다. 정精과 혈血을 비교하자면 정精은 혈血에 비해 양陽적이며 발육과 생식 계통을 주로 담당합니다. 혈血은 정精에 비해 음陰적이며 자양 작용과 월경 주기를 주로 관장합니다. 둘을 구별해서 쓰기도 하지만 이 둘을 한데 묶은 '정혈精血'이라는 용어는 우리 몸의 뿌리와 같은 기본 물질을 의미하는 말로 종종 사용됩니다.

정혈이 부족한 것은 허증의 대표적인 병증입니다. 간은 혈을 저장(肝藏血)하고, 신은 정을 저장(腎藏精)합니다. 따라서 정혈이 부족한 경우에는 간과 신을 보하는 '보익간신補益肝腎법'을 위주로 치료합니다. 그 외에도 정혈을 채우는 치료법으로는 정을 보하는 '보정법補精법', 혈을 보하는 '보혈법補血법' 등이 있습니다.

건강의 기준, 음陰과 양陽의 균형

한의학은 음양陰陽이라는 동양철학의 자연관으로 만물과 인체를 인식합니다. 음陰은 '내려가고, 안으로 거두어 저장하며, 정적인' 성향을 가집니다. 양陽은 '상승하고, 밖으로 내보내며, 동적인' 특성을 가지고 있습니다. 음陰과 양陽은 상반되지만 따로 분리할 수는 없습니다. 이들은 관계를 통해서 하나의 유기체를 이룹니다. 음양은 서로를 낳고, 서로 의존하며, 서로를 통제하고, 서로로 전환되어 균형을 이루고 있습니다.

우주 만물 속에서 땅과 하늘, 밤과 낮, 물과 불 등 양면으로 대립되는 측면을 음陰과 양陽으로 구분할 수 있습니다. 우리 몸에서 배는 음陰, 등은 양陽에 속합니다. 하반신은 음陰, 상반신은 양陽으로 나눌 수 있습니다. 인체를 구성하는 대표적인 물질인 혈血과 기氣도 음陰과 양陽에 속해 있습니다.

한의학적으로 건강하다는 것은 음과 양이 균형을 이룬 상태를 말합니다. 한의학 경전인 《황제내경》에서는 다음과 같은 말로 질병 치료의 본질을 꿰뚫는 음양이론을 정리하고 있습니다.

> "음양이란, 천지의 도이고, 만물의 법칙이며, 변화의 부모이고, 삶과 죽음의 근본이며, 신명의 창고이니 병을 치료함에 있어서 반드시 근본을 구해야 한다."
> "陰陽者, 天地之道也, 萬物之綱紀, 變化之父母, 生殺之本始, 神明之府也, 治病 必求於本"
>
> [《황제내경 소문》, 음양응상대론]

혈血과 기氣

혈血과 기氣는 인체에서 음陰과 양陽으로 구별되는 대표적인 구성 물질입니다. 유형의 물질인 혈血은 자윤하고, 영양을 공급하는 액체로 음陰에 속합니다. (혈血 외에도 정精과 정혈精血 또한 음陰에 속합니다.) 기氣는 무형에 가까운 미세한 물질이며, 활동성이 강하고, 추동 작용을 하여 양陽에 해당됩니다.

혈血과 기氣는 각각 음陰과 양陽에 속하며, 상호 보완 관계를 이루고 있습니다. 혈은 무형의 기가 쌓여서 마침내 형체를 이룬 것입니다. 혈은 기의 지속적인 축적 활동에 의해 영양 물질을 가득 담고 있습니다. 그리고 혈이 가득 쌓이면 기가 왕성해집니다. 혈은 기의 영양 물질을 공급하며 어머니와 같은 역할을 합니다. 혈의 에너지 조달을 기반으로 기는 끊임없이 온 몸을 순환하며 외부의 사기로부터 몸을 지키고, 혈맥을 운행해 몸을 따뜻하게 합니다.

　이와 같이 혈血과 기氣는 서로 보완하는 역할을 하며 하나의 유기체를 형성하고 있습니다. 한의학에서는 혈과 기가 상호 의존하며 균형을 이룬 상태를 건강한 것으로 파악합니다.

질병의 뿌리, 허증虛證

　음과 양은 상호 보완 관계를 이루며 균형을 이루어야 하는데 어느 한쪽이 약해지면, 다른 쪽이 성하게 되면서 부조화가 일어납니다. 한쪽의 기운이 약해진 것을 '허증虛證'이라고 합니다. 허증은 음양의 균형을 깨뜨리는 부조화의 원인으로 작용하여 질병이 뿌리내리는 시작점이 됩니다. 따라서 병을 치료할 때 근본을 다스린다는 것은 곧 허증을 다스리는 것을 의미합니다.

　《동의보감》에서는 '허생백병虛生白病'이라는 말로 허증이 여러 가지 질병의 원인이 되고 있음을 설명하고 있습니다. 증상을 쫓으며 나무의 가지를 쳐내는 치료법은 임시방편에 불과합니다. 가지는 아무리 잘라내도 다시 자라 나오기 때문입니다. 질병의 근원을 다스리기 위해서는 뿌리로 내려가야 합니다. 대부분의 만성적인 질병의 뿌리 밑바닥에는 허증이 깔려 있습니다. 허증을 다스리는 것은 질병의 뿌리를 궁극적으로 다스리는 법이자 몸의 뿌리를 강화하는 작업이라고 할 수 있습니다.

　허증은 크게 기가 허한 것을 '기허氣虛', 혈이 허한 것은 '혈허血虛'로 나누어 파악할 수 있습니다. 기가 허한 것을 치료할 때는 기를 채우는 '보기補氣약'을 위주로 씁니다. 혈이 허한 것을 다스릴 때는 혈을 채우는 '보혈補血약'을 위주로 사용합니다.

양陽은 항상 남고, 음陰은 항상 부족하다

한의학에서 인간은 소우주라고 하며 우주 만물의 이치가 인체에도 똑같이 적용된다고 보고 있습니다. 사람은 하늘과 땅의 기운을 항상 받고 있기 때문입니다. 해는 양陽을 상징하고, 달은 음陰을 상징합니다. 해는 항상 가득 차 있고, 밝습니다. 달은 차고 기우는 성질을 가지며 빛이 상대적으로 약합니다. 이러한 이치를 토대로 양陽은 항상 남음이 있고, 음陰은 항상 부족함이 있음을 파악하였습니다. 소우주인 인체의 생리 현상에도 이런 음양陰陽의 특성은 그대로 적용됩니다. 양陽에 속한 기氣는 항상 남음이 있고, 음陰에 속한 혈血은 항상 부족한 경향이 있습니다.

음기陰氣는 모으기는 어렵고, 쉽게 이지러진다는 특성을 가지고 있습니다. 이러한 특성을 '음상부족陰常不足(음은 항상 부족함)'이라고 합니다. 음陰에 해당되는 '정精, 혈血, 정혈精血'은 선천적으로 간직하고 있는 분량이 한정적이며, 후천적으로 채워나가는 데도 많은 노력이 필요합니다. 뿐만 아니라 음기陰氣는 나이가 들어감에 따라 자연적으로 반으로 줄어들고, 점점 쇠퇴됩니다. 이처럼 음기는 쉽게 소모될 수 있기 때문에 음기를 지키는 데 많은 노력을 쏟아야 합니다. 이를 위해서는 정精과 혈血이 함부로 새어나가지 않도록 생활의 전반에서 섭생과 절제를 꾸준히 실현해야 합니다.

음陰은 모으기 어려운 반면, 양陽은 쉽게 동할 수 있습니다. 마음이 매 순간 빠르게 변하는데 이는 양에 속한 기氣의 움직임에 의한 것으로 '양상유여陽常有餘(양은 항상 넘침)'의 작용이라고 할 수 있습니다.

한편 생활에 절도가 없어져서 음식을 절제하지 못하거나 술과 쾌락에 과도하게 빠지면 음이 허하게 되어 현기증, 이명, 난청, 손·발바닥과 가슴의 열감, 성욕항진, 유정, 조루 등의 증상이 나타납니다. 이러한 상태를 '상화망동相火妄動'이라고 합니다. 상화망동相火妄動은 '양상유여陽常有餘'의 병적인 현상으로 간肝과 신腎의 음陰이 허하게 되면 음 속에 잠겨 있던 간화肝火와 신화腎火가 떠올라 지나치게 왕성해지면서 나타나는 병증입니다. 이때는 부족한 음을 채워주고, 지나친 화기를 잠재워주는 치료법을 씁니다.

혈허血虛를 일으키는 AI사회 구조

자연적으로 기氣는 항상 유여하고, 혈血은 항상 부족한 경향이 많습니다. 혈이 부족해지는 현상은 오늘날과 같은 AI 시대에 더욱 두드러지게 나타나고 있습니다. 인공지능과 로봇 기술, 빅데이터 등의 디지털 기술이 진보를 거듭하며 경제와 사회 전반의 패러다임을 빠르게 변화시키는 가운데 인간의 단순 노동은 점차 사라지고, 모든 일상이 '스마트화'되고 있습니다. 편리한 인공지능 시스템 덕분에 현대인들의 몸은 편해졌을지 모르지만 쉴 새 없이 밀려드는 정보와 빠른 변화의 파도 속에서 정신적인 노동 강도와 감정적·심리적 피로도는 오히려 더욱 급상승하는 실정입니다.

한편 인공지능 시대에 인간의 정신력과 뇌 기능은 고유의 역량을 갖춘 경쟁 요소로 그 가치가 더욱 커지고 있습니다. 문제 해결 능력, 통찰력, 사고력 그리고 창의력은 혼돈과 변화의 파도에 휩쓸리지 않고, 오히려 그 파도를 타고 더 먼 곳으로 항해할 수 있도록 이끄는 원동력이 됩니다.

우리 몸에서 정신 활동을 담당하는 대표적인 장부는 뇌와 심장입니다. 뇌는 '정수精髓의 바다'로 정수가 넉넉하면 정신이 또렷하고, 머리가 맑아집니다. 뇌에 영양을 공급하는 주요 물질은 정精입니다. 심장은 뇌와 더불어 정신과 정서에 중요한 역할을 하는 또 다른 장부입니다. 심장과 혈맥은 신神을 간직하고 있습니다. 신神은 우리 몸에서 사유하고, 의식하는 활동을 담당하며 분노, 기쁨, 집착, 슬픔, 공포, 놀람, 우울 등의 여러 가지 감정을 통섭하는 역할을 합니다. 신神의 활발한 활동을 위해서 우리 몸에는 많은 양의 혈血이 필요합니다. 따라서 정신 노동의 강도가 높아질수록 우리 몸은 정精과 혈血을 끌어 쓰게 됩니다. 정精과 혈血이 부족해지면 심장 두근거림, 건망증, 불안증, 불면증 등의 증상이 나타나거나 머리가 어지럽고, 무거워집니다. 인공지능 시대에 경계해야 할 대표적인 허증은 정혈精血이 부족한 증상을 이르는 '정혈부족精血不足' 또는 '혈허血虛'입니다.

여성의 허증, 혈허血虛

여성의 자궁은 '포胞' 또는 '혈실血室'이라고 합니다. 혈실은 '혈이 모이는 집'을 뜻합니다. 자궁의 건강은 혈이 바다와 같이 충만한 것을 기반으로 합니다. 하지만 여성의 경우 월경, 임신, 출산, 산후조리, 과도한 스트레스 등으로 인해 혈부족 증상이 흔히 발생합니다. 혈이 부족해지면 생식 기능이 저하되고, 부인과 질환이 발생하며, 노화가 촉진됩니다. 혈부족을 다스리는 것은 부인과 치료의 핵심입니다.

원기의 손상으로 이어지는 혈허血虛

혈허는 원기의 손상으로 이어집니다. 원기는 생명의 원동력이며, 생사를 결정 짓는 기운입니다. 원기는 신장의 정精과 충맥의 혈血이 가득한 것을 기반으로 만들어 지는데 정혈精血이 부족하면 원기의 생성이 어려워집니다. 원기가 저하되면 체력과 면역력이 떨어지고, 잔병치레가 많아집니다.

궁극의 치료기술, 보약

보약補藥은 허증虛證을 다스리는 약입니다. 허증은 크게 기허氣虛와 혈허血虛로 나눌 수 있습니다. 이에 따라 보약은 크게 두 계통으로 나뉘는데, 혈을 보충하는 '보혈약補血藥'과 기를 보하는 '보기약補氣藥'으로 나눌 수 있습니다. 몸의 상태에 따라 약을 구별하여 씁니다.

보약은 정精을 기르고, 원기와 활력을 회복시키며, 면역력을 강화해줍니다. 병을 예방하고, 높은 삶의 질을 영위하기 위해 보약을 평소에 꾸준하게 복용하는 것은 아무리 강조해도 지나치지 않습니다.

하지만 전체를 아우르는 보약의 특성상 '먹어서 건강해진 느낌이 든다.'라는 정도의 약으로만 생각하는 경향도 있습니다. 보약은 명확하지 않은 효과에 만족하며 요행을 바라고 먹는 약이 아닙니다. 보약은 질병의 근원을 다스리는 궁극의 치료 기술로 진료 현장에서 적극적으로 쓰이고 있습니다. 보약은 복잡한 질병의 매듭을 간결하게 풀어주고, 말라가는 뿌리를 촉촉하게 채워서 생명력을 북돋아줍니다.

하지만 최고의 카드를 내미는 적기가 있듯이 보약이 들어가야 하는 적절한 시점과 기술이 있습니다. 허증에 잘 들어맞는 보약의 효과를 제대로 얻기 위해서는 전략적으로 질병을 다스리며 적절한 타이밍을 포착하는 섬세한 치료 기술이 필요합니다. 그만큼 보약을 쓰는 것은 숙련된 한의사의 판단과 조언이 필요한 영역이라고 할 수 있습니다.

정혈의 허증을 보하는 세 가지

정혈精血의 허증을 다스릴 수 있는 세 가지를 소개합니다. 첫째는 정혈을 채워주는 녹용보혈약鹿茸補血藥이고, 둘째는 정혈을 만드는 재료인 곡기穀氣이며, 셋째는 정혈을 모아 주는 보약 자세의 K라인입니다.

정혈을 채워주는 녹용보혈약鹿茸補血藥

앞서 언급한 것처럼 혈허血虛를 부추기는 오늘날의 사회 구조상 혈血을 보충하는 것은 근본적인 치료법 중의 하나가 될 수 있습니다. 혈血은 피부와 모발, 근육과 뼈, 경락과 장부 등의 모든 신체 조직 기관에 영양을 공급하는 물질입니다.

부족한 혈을 채우는 데는 주로 보혈약補血藥[3]이 쓰입니다. 특히 보혈약補血藥에 녹용을 더한 '녹용보혈약'은 혈을 보하는 효과가 더욱 뛰어납니다. 녹용은 사슴의 어린 뿔을 채취하여서 가공한 약재로 혈血과 더불어 정精과 수髓를 보하여 충맥과 임맥 그리고 독맥의 뿌리를 강화하는 효능이 뛰어납니다. 뿌리를 강화하는 것은 뿌리와 연결된 전신의 모든 기관에 두루 영양을 공급하는 것을 의미합니다. 녹용은 원기가 부족하여 몸이 허약하고 피로한 기운을 회복시키고, 기후 적응력과 면역력을 높여 줍니다.

녹용보혈약은 무엇보다 혈을 근본으로 삼는 여성들의 빈혈과 부인과 질환을 다스리고, 임신, 출산, 산후조리 과정에서 필요한 정혈을 자유롭게 공급하여 자궁의 건강을 회복시킵니다. 그리고 정혈이 충만하면 화열火熱이 함부로 올라오지 못합니

---

[3] **보혈약 補血藥**
혈이 부족한 병증을 예방하거나 치료하는 데 쓰이는 보약의 일종이다. 숙지황, 작약, 천궁, 당귀로 구성된 '사물탕四'은 보혈약의 대표적인 처방이다.

다. 이는 심장의 불기운을 잠잠하게 하여 심장 질환을 예방합니다. 그 밖에 뇌 기능 장애, 치매, 기억력 저하 등에도 효과적입니다.

녹용보혈약은 또한 피부에 자윤한 진액을 공급하여 건조한 기관과 피부를 촉촉하게 회복시키고, 재생력을 높여주며, 입술과 피부 혈색을 개선해줍니다. 피부 겉이 아니라 몸 속 장부와 혈맥에서부터 혈이 차올라서 순차적으로 피부까지 영양이 도달되도록 한다는 점에서 피부 결의 회복에 대한 근본적인 접근법을 제시합니다.

머리털에 윤기가 없어지고, 푸석푸석해지며, 탈모가 일어난 경우에도 정혈을 보충하는 녹용보혈약이 주로 쓰입니다. '모발은 혈의 남음이다.'[4] 라는 말이 있습니다. 신체의 모든 기관에 영양을 공급하고 남아서 넘쳐난 혈이 모발의 생장을 촉진하는 것입니다. 탈모가 일어나거나 모발이 푸석해지고, 끊어진다는 것은 기본 신진대사를 유지하기에도 벅찰 정도로 혈이 극도로 부족한 상태임을 방증합니다. 따라서 모발 치료를 위해서는 각 기관의 혈부족을 채워나가며 모발까지 영양분이 도달할 수 있도록 꾸준하게 혈을 보충하는 작업이 필요합니다. 모발 재생 치료는 장기적으로 인내심을 가지고 임해야 하지만 혈이 채워지기 시작하면 끊어지거나 푸석푸석한 머리결이 회복되고, 머리숱이 풍성해질 정도로 그 효과가 분명합니다.

녹용보혈약은 혈이 급속도로 부족해지는 중장년층의 갱년기 증상을 완화하고, 폐경 후의 체력을 보강하는 데도 유용하게 쓰입니다. 노화는 혈이 쇠하는 것에 기인합니다. 나이가 들어감에 따라 주기적으로 혈허血虛를 관리하는 것은 골다공증, 치매, 난청 등의 노인성 질환을 예방하고, 삶의 질을 높이며, 노화를 지연시키는 효과를 가져옵니다.

정혈을 만드는 재료인 곡기穀氣

혈血은 비위脾胃에서 흡수한 음식물, 특히 곡식의 정밀하고 미세한 기운이 변화하여 생성된 붉은 액체로 인체를 구성하고, 생명 활동을 유지시키는 기본 물질

---

[4] 발위혈지여
髮爲血之餘
모발은 혈의 남음으로 이루어진다.

중 하나입니다. 비위脾胃는 혈의 생산을 담당하는 주요한 기관입니다. 따라서 혈 부족 증상을 치료할 때 비위를 다스려서 영양분이 원활히 보충될 수 있도록 하는 것이 매우 중요합니다.

비위를 도와주는 주요 식재료로는 오곡五穀(쌀, 보리, 조, 기장, 콩)을 꼽을 수 있습니다. 오곡은 비위에 해당되는 토土의 중화시키는 기운을 가지고 있어서 담담하고, 화평한 성미를 가지고 있습니다. 오곡 중에서도 쌀을 위주로 하여 영양소를 골고루 섭취하는 것은 혈을 채우는 첫 번째 과제입니다. '기氣'와 '정精' 자에는 모두 '쌀미米'가 들어가 있습니다. 그 정도로 쌀은 기氣와 정精을 만드는 중요한 식재료입니다.

정혈을 모아주는 보약 자세의 K라인

K라인을 세우는 발레의 기본 자세는 아랫배의 하단전으로 정혈을 채우고, 쌓아주는 보약과 같은 작용을 합니다. 고관절의 외회전을 필두로 하는 턴아웃은 기울어진 골반을 안정적으로 정렬하며, 하복부를 더욱 단단하게 조여 줍니다. 이러한 과정은 허증으로 인해 흩어지고, 새어나가는 기혈의 흐름을 전환하여 하단전과 경맥의 뿌리로 정혈을 모아줍니다.

또한 정렬을 이루며 풀업(pull-up)을 중심으로 하는 발레의 기본 자세를 취할 때 임맥과 독맥의 축이 자연스럽게 세워집니다. 임맥과 독맥은 음과 양을 주관하는 경맥입니다. 임독맥의 축이 세워지면 음과 양이 서로 소통하게 되고, 전신 기혈 순환의 중심 고리가 원활하게 돌아가기 시작합니다.

발레의 기본 자세를 습득하는 것은 한의학의 예방의학적 통찰을 기술적으로 발현시키는 동시에 심미적인 만족감을 충족시켜주는 영리한 운동법이라고 할 수 있습니다.

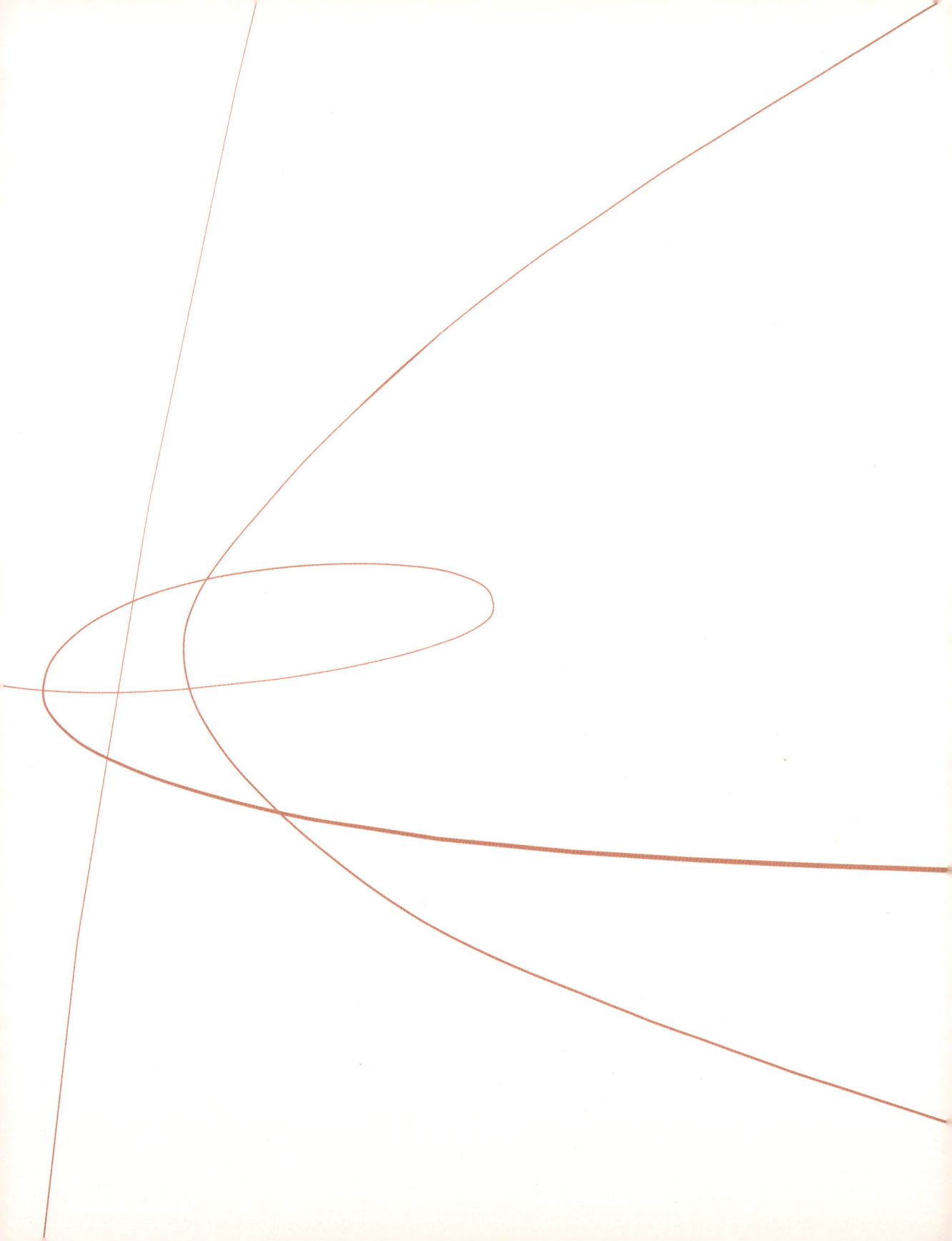

3장
발레와 한의학의 K라인

K라인은 턴아웃이라는 발레의 기본 자세를 통해
쉽게 연동될 수 있습니다. 여기에는 꾸준히 반복하다 보면 안정적이고,
깊은 맛이 우러나오는 단순한 정교함이 숨어 있습니다.

발레의 기본 자세와 K라인

선열(alignment)

발레의 기본 자세는 올바른 선열(alignment)을 토대로 이루어집니다. 올바른 선열을 이루면 몸의 전면에서 볼 때 가상의 중심선이 몸을 좌우대칭으로 나눕니다. 또 옆모습에서는 가상의 중심선이 정수리에서 귀, 어깨, 가슴, 골반, 무릎, 발목의 약간 앞쪽으로 연결되어 일직선을 이루게 됩니다. 바른 선열 유지는 무용수의 근력을 높여주고, 발레 동작을 수행할 때 부상의 위험을 줄여주며, 밸런스를 유지하는 데 중요한 역할을 합니다.

풀업(pull-up)

무용수는 또한 선열을 통한 몸의 바른 배열과 함께 풀업(pull-up) 상태를 유지해야 합니다. 풀업은 척추를 반듯하고 길게 늘인 상태에서 뒷목을 쭉 뻗어 마치 누군가 정수리 머리끝을 위로 끌어올리는 듯한 상태를 말합니다.

턴아웃(turn-out)

다리를 모으고, 엉덩이의 고관절부터 바깥쪽으로 열어 발끝을 양쪽으로 벌리는 발레의 기본 자세를 '턴아웃'이라고 합니다. 턴아웃을 일으키는 첫 번째 지점은 골반의 고관절 부위입니다. 턴아웃을 하면 엉덩이에 위치한 심부의 외회전근을 사용하여 고관절을 바깥쪽으로 열어주게 됩니다. 턴아웃 자세를 유지하려면 골반과 척추 주변, 다리 안쪽 근육을 골고루 사용해야 합니다. 이를 통해 틀어지거나 기울어진 골반이 안정적으로 교정됩니다. 턴아웃으로 이루어지는 반듯한 골반은 선열의 중요한 토대를 구성합니다.

몸통의 네모 박스(square-box)

턴아웃은 고관절을 외회전하여 골반부터 정렬하고, 몸통의 네모 박스를 세우는 것을 동반합니다. 네모 박스는 양쪽 어깨와 좌우 골반 사이의 직사각형을 말합니다. 턴아웃을 비롯한 모든 발레 동작을 할 때 상체의 네모 박스가 틀어지지 않도록 해야 합니다. 양 어깨는 반듯하게 펴고, 올라가지 않도록 주의합니다. 이때 목은 길게 늘이고 턱을 살짝 들어 멀리 바라봅니다. 갈비뼈를 안으로 모으고, 배를 등에 붙인다는 느낌으로 힘을 주고 허리를 곧게 세웁니다. 양 골반은 기울어지지 않도록 합니다.

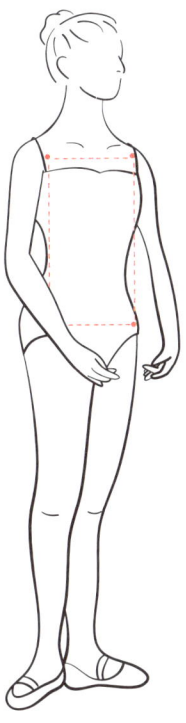

「 발레의 기본 자세와 몸통의 네모 박스 」

네모 박스 안의 K라인

발레의 기본 자세에서 이루어지는 몸통의 네모 박스 안의 중심축에는 충맥, 임맥, 독맥 그리고 대맥이라는 네 경맥이 지나고 있습니다. 발레의 정렬 자세는 네 경맥의 흐름을 K 모양과 같이 만들어줍니다. 발레의 기본 자세에 관여하는 몸통의 네모 박스, 그 중심에는 K라인이 흐르고 있습니다.

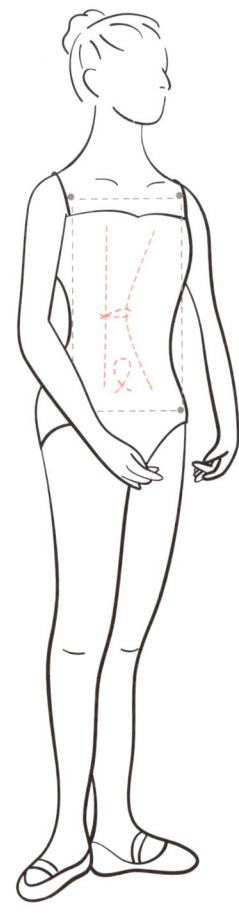

「 네모 박스 안의 K라인 」

턴아웃으로 K라인 세우기

　　K라인은 기혈 순환의 축이고, 발레 기본 자세의 중심부이며, 다이어트의 신진대사 촉진제이자 자세 교정의 근본적인 틀입니다. K라인은 턴아웃이라는 발레의 기본 자세를 통해 다음의 6단계로 쉽게 연동될 수 있습니다. 여기에는 꾸준히 반복하다 보면 안정적이고, 깊은 맛이 우러나오는 단순한 정교함이 숨어 있습니다.

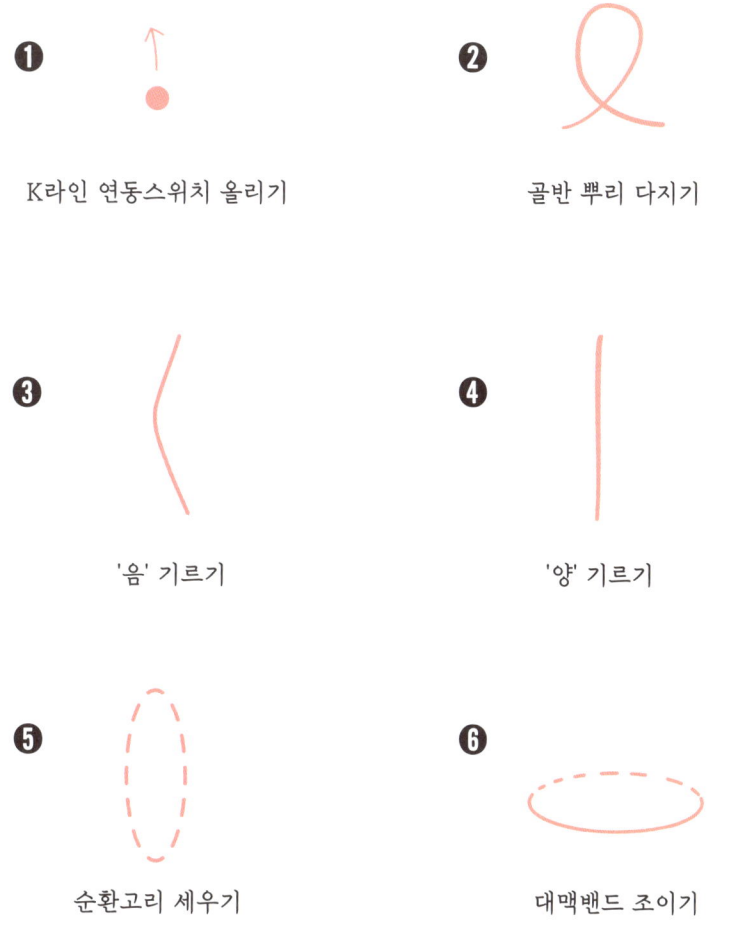

❶ K라인 연동스위치 올리기

❷ 골반 뿌리 다지기

❸ '음' 기르기

❹ '양' 기르기

❺ 순환고리 세우기

❻ 대맥밴드 조이기

❶ K라인 연동스위치 올리기

아래의 가운데 그림처럼 꼬리뼈 아래의 장강혈에 에너지와 의식을 집중하며 골반을 앞이나 뒤로 기울이지 않고, 중립적인 위치로 바르게 정렬합니다. 이를 토대로 꼬리뼈부터 정수리까지 순차적으로 척추를 길게 늘이고, 엉덩이는 장강혈을 중심으로 모아 올리면서 단단하게 오므립니다.

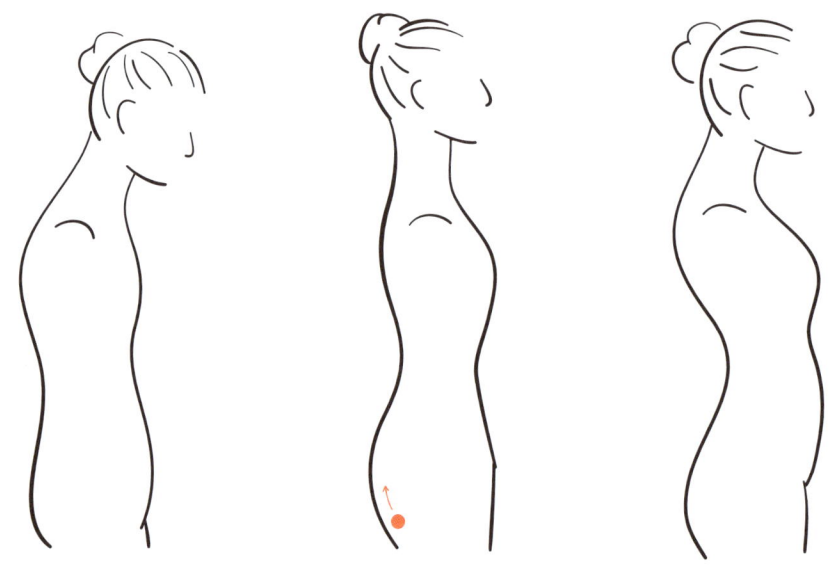

「 K라인 연동스위치 올리기」

꼬리뼈 아래에 있는 장강혈은 K라인을 연동시키는 첫 스위치입니다. 임맥과 독맥이 통하는 기혈의 순환 운행은 꼬리뼈에 위치한 장강혈에서 시작됩니다. 독맥의 장강혈에서 시작된 순환 운행은 척추를 따라 올라가 정수리의 백회혈에 이르고,

윗잇몸을 지나, 임맥에 접한 뒤에 턱에서 내려가 가슴과 배꼽을 지나고 회음에 이르러서 독맥과 만나게 됩니다. 그리고 장강혈에서 순환이 다시 시작됩니다.

장강長強의 '장長'은 순환하고 끝이 없는 것을 의미합니다. '강強'은 강하다는 뜻을 가지고 있습니다. 위로 오르고, 아래로 내리며 끊임없이 순환하는 것은 장수와 건강의 핵심으로 이것이 바로 '장강長強'이라는 이름에 담긴 의미입니다.

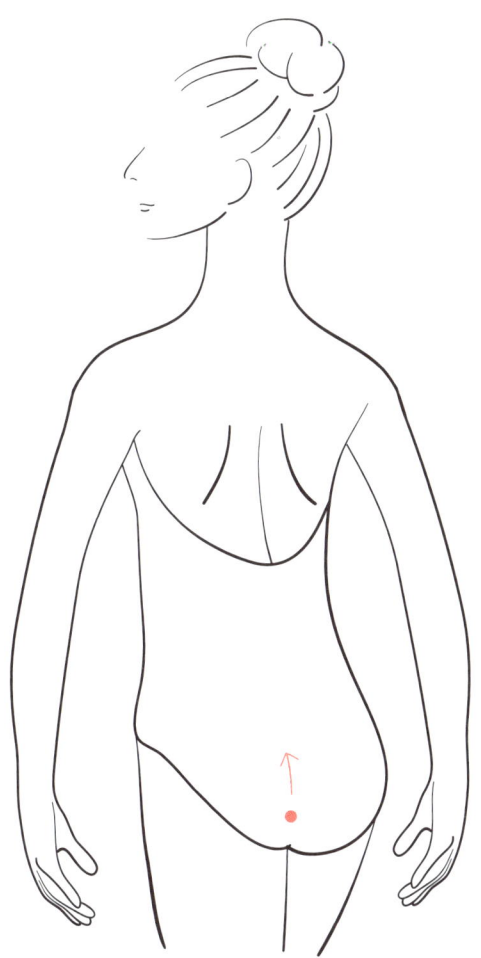

「꼬리뼈 아래의 장강혈」

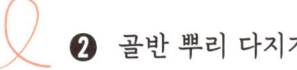 **❷ 골반 뿌리 다지기**

골반의 뿌리는 아랫배의 '하단전' 또는 '포'입니다. 장강혈을 중심으로 엉덩이를 조인 상태에서 아랫배를 납작하게 압축하여 골반의 뿌리를 단단하게 합니다. 동시에 나음과 같이 발을 지면에 밀착시키고, 다리 안쪽 근육을 발달시키는 자세를 취하는 것은 골반에 연결된 '혈의 황금라인'을 강화하여 골반의 뿌리를 더욱 튼튼하게 다지는 작용을 합니다.

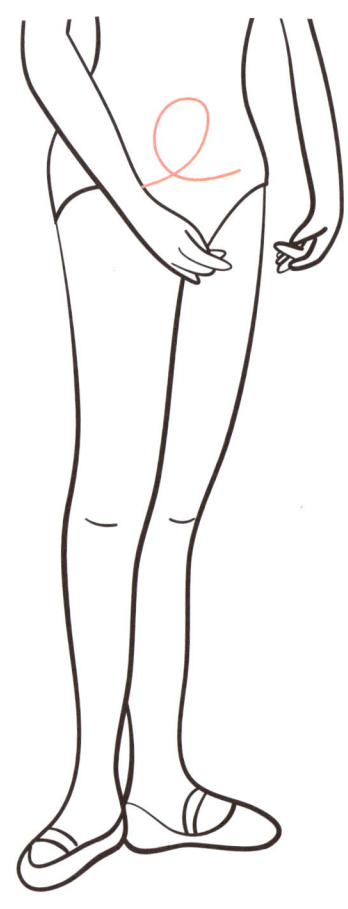

「골반 뿌리」

발 뒤꿈치를 붙여서 다리를 모은 상태에서 엉덩이의 심부 근육을 사용하여 고관절부터 바깥쪽으로 열어 양 발을 벌립니다. 두 무릎은 최대한 붙이고 발의 방향과 일치하도록 합니다. 이때 발의 족궁이 무너지지 않도록 주의합니다. 발의 족궁을 세운 상태에서 다섯 발가락과 발바닥은 최대한 지면에 밀착시켜서 바닥을 민다는 느낌으로 섭니다. 발은 신장과 자궁에 연결되어 있기 때문에 족궁을 바로 세우며 발을 자극하는 것은 부인과질환을 다스리고, 남성의 생식기 기능을 강화하는 작용을 합니다. 또한 발을 섬세하게 쓰면 쓸수록 엉덩이와 아랫배가 더욱 압축되어 충맥의 응축 기능이 강화되고, 골반의 뿌리가 단단해집니다.

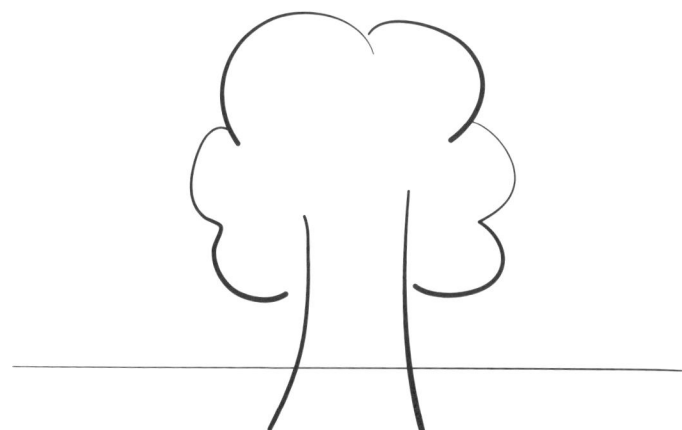

「땅 속에 뿌리를 깊게 내리는 나무를 상상해 보세요.」

땅 속 깊이 내린 나무 뿌리에서부터 줄기로 영양분을 공급하듯이 땅 속 영양분을 발로 흡수해서 골반과 전신에 끌어 올리는 것을 상상하며 발을 바닥에 밀착시키고, 양 무릎은 펴고, 다리 안 쪽에 힘을 주며, 엉덩이를 더욱 조입니다.

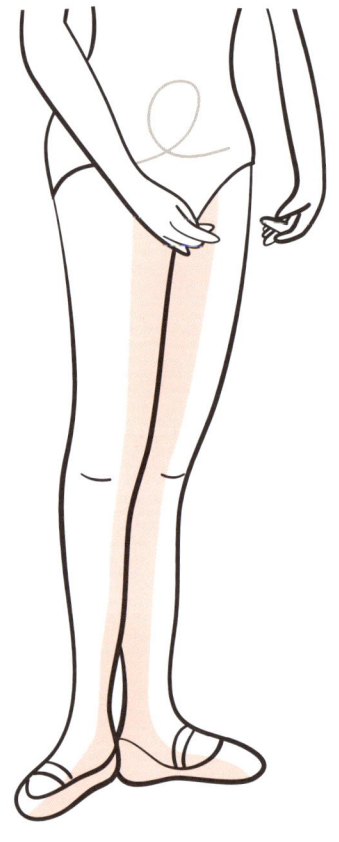

「혈의 황금라인」

엄지발가락, 엄지발가락 위쪽의 발등, 발바닥, 안쪽 복사뼈, 종아리 안쪽, 무릎 뒤쪽, 허벅지 안쪽, 골반에 이르는 부위는 혈血의 기능을 통솔하는 충맥과 족삼음경이 흐르는 '혈의 황금라인'입니다. 발과 다리 안쪽을 발달시키는 발레의 턴아웃은 '혈의 황금라인'을 강화하는 작용을 합니다. 이는 결과적으로 '혈의 황금라인'에 연결된 골반의 뿌리를 단단하게 다지는 효과를 가져옵니다.

❸ 음陰 기르기

K라인의 안으로 꺾인 선 '〈'은 몸통 앞면의 음陰을 상징합니다. 음陰은 아래로 내리고, 안으로 저장하는 특성을 가지고 있습니다. 혈血은 음陰에 속하여 영양을 보충하는 자윤 작용을 하며, 생식 기능을 원활하게 합니다.

음陰을 기르는 주요 작업 중 하나는 '임맥 잠그기'입니다. 먼저, 골반과 척추를 바르게 세운 상태에서 천천히 숨을 들이쉽니다. 숨을 들이쉴 때는 폐로 들어온 맑은 기가 몸의 깊숙한 장부인 신장까지 내려와서 쌓이는 것을 떠올립니다. 폐로 들어온 맑은 기운은 음식물의 곡기와 더불어 신장의 정기와 결합하여 정혈과 진기 생성의 주요 구성 요소가 됩니다.

그리고 '스-' 하고 입으로 길고 가늘게 숨을 내뱉으면서 배를 최대한 납작하게 압축시킵니다. 이때 임맥의 순행 경로를 의식하며 복부 정중선을 중심으로 코르셋의 지퍼를 잠가 올리듯이 치골에서 하복부, 배꼽, 상복부, 흉부까지 순차적으로 기운을 중심선으로 모아서 세웁니다. 갈비뼈는 벌어지지 않도록 오므리고, 배는 안으로 바짝 당겨서 넣도록 합니다. 솟은 어깨는 긴장을 풀고 펴서 내려줍니다.

음陰을 통솔하는 임맥은 몸통 앞면의 중심선에 흐르며 충맥과 함께 여성의 월경을 조절하고, 생식 기능을 촉진하는 역할을 합니다. 한편 노화와 출산, 스트레스 등에 의해 음陰의 기운이 점점 허해지면 호흡이 짧아지고, 기가 위로 치솟게 되며 정과 혈을 저장하는 힘이 약해집니다. 이때 깊은 호흡과 더불어 코르셋의 중심을 여미는 것과 같은 '임맥 잠그기'는 음陰의 기운을 길러서 혈과 정의 소실을 방지하고, 노화를 늦추며 생식 기능을 강화합니다. 또한 배의 군살을 빼고, 몸의 축을 바로 세우는 데 도움을 줍니다. 특히 출산 후 흔히 발생하는 복직근 이개(복직근 벌어짐)와 복부 비만에 '임맥 잠그기'는 필수적입니다.

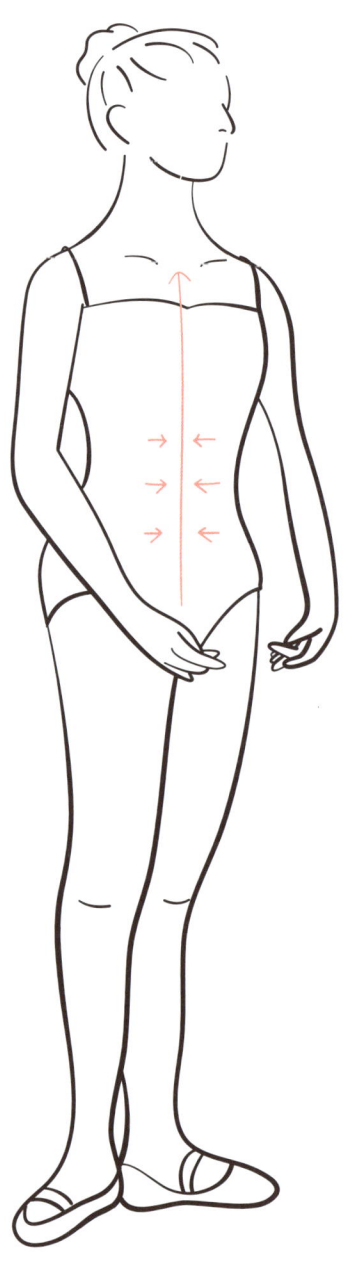

「임맥 코르셋 잠그기」

❹ 양陽 기르기

K라인의 일직선 'ㅣ'은 몸통 뒷면의 양陽을 상징합니다. 양陽은 위로 뻗어 올라가고, 밖으로 펼치는 특성을 가지고 있습니다. 기氣는 양에 속하여 빠르게 운행하고, 머리를 맑게 하며, 피부와 사지를 충실하게 하고, 외부의 사기로부터 우리 몸을 보호합니다.

양陽을 기르는 주요한 작업은 '독맥 세우기'입니다. 독맥은 포중胞中에서 시작되어 꼬리뼈에서 뇌에 이르기까지 등의 정중선을 지나는 기혈의 도로입니다. 허리와 등을 세울 때는 척추만 단독적으로 생각하지 않고, 독맥의 순행 경로를 떠올리며 골반, 허리, 등, 머리의 연결성을 의식하도록 합니다. 골반의 안정적인 배치와 하단전에서 올라오는 힘을 토대로 허리와 등을 늘이고, 어깨와 뒷목, 머리까지 세우는 힘을 통합적으로 만들어 갑니다. 이 때 임독맥 순환 고리의 축은 유지하되 등과 허리는 반듯하고 펴고, 어깨는 내려 줍니다.

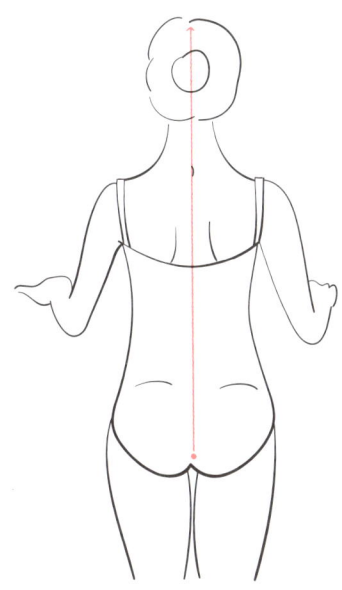

「독맥 세우기」

독맥을 세우는 것은 하단전 부위에서부터 올라오는 힘으로 자세를 근본적으로 교정하는 효과가 있습니다. 또한 독맥 강화를 통해 정을 충실하게 하면 신장이 튼튼해지고, 남성의 성기능이 향상되며, 외부의 사기가 함부로 침입하지 못하여 면역력이 상승되는 효과를 거둘 수 있습니다. 뿐만 아니라 독맥이 발달되면 등에서 심장을 편하게 보좌하여 심장 두근거림을 해소하고, 긴장을 완화합니다.

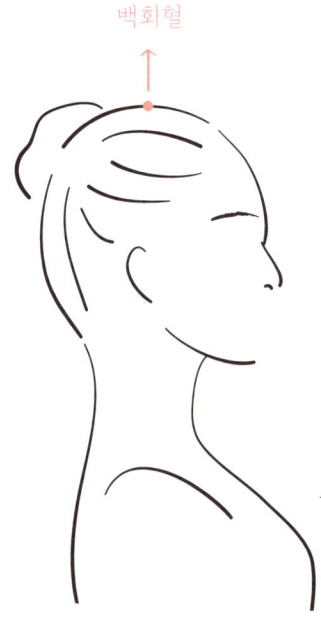

「백회 리프팅」

독맥 세우기를 할 때는 정수리의 백회혈에 의식을 집중합니다. 백회혈은 우리 몸의 가장 높은 곳에 위치하여 양기를 북돋아 주는 혈자리입니다. 정수리의 백회혈에 끈이 매여 있고, 이 끈을 누군가 하늘에서 당긴다고 생각하며 목과 머리를 세우고, 전신의 기운을 머리 위로 모아 올립니다. 이때 턱은 당기고, 시선은 살짝 위를 향합니다. 백회혈에 기운을 집중하는 것은 양기를 기르고, 얼굴과 전신의 기운을 리프팅해 주는 효과가 있습니다.

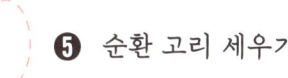 ❺ 순환 고리 세우기

    정수리의 백회혈 그리고 항문과 음부 사이의 회음혈이 수직으로 연결되도록 합니다. 동시에 옆라인의 가상 중심선이 귀, 어깨, 골반, 무릎, 복숭아뼈의 약간 앞쪽까지 일직선을 이루도록 정렬합니다.

    백회혈과 회음혈이 서로 통하게 하여 임맥과 독맥의 순환 고리의 축을 곧게 세우고, 강화하는 것은 음과 양의 균형을 이루고, 전신의 기혈 순환을 촉진하는 효과가 있습니다.

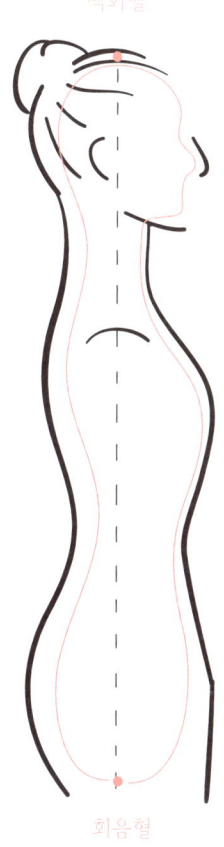

「 임독맥의 순환고리 」

❻ 대맥 밴드 조이기

　아랫배와 골반은 우리 몸의 소중한 정精, 혈血, 원기元氣를 담고 있는 복주머니와 같습니다. 복주머니 속의 정, 혈, 원기가 새어 나가지 않도록 주머니의 입구를 탄탄하게 조이는 끈 역할을 하는 혈자리가 배꼽 수평선 상의 옆구리에 위치하고 있습니다. 이 끈을 양 옆구리에서 잡아 당겨 복주머니 입구를 닫는 상상을 하며 허리를 조입니다.

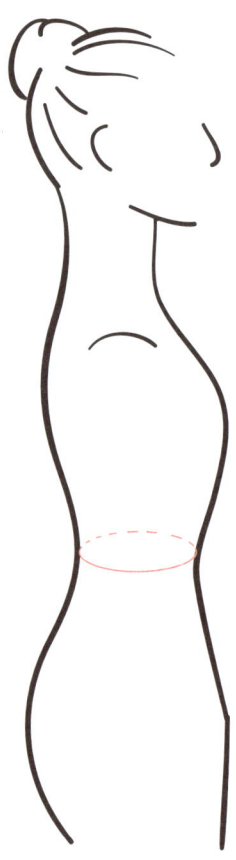

「대맥 밴드 조이기」

대맥은 양쪽 옆구리의 갈비뼈 끝에서 시작하여 배꼽 수평선 상에서 밴드처럼 몸통을 한 바퀴 돌고, 양쪽 골반의 전상장골극 앞부분에서 끝나는 경맥으로 흉부와 복부, 골반을 하나로 연결하고 있습니다. 배를 조일 때는 대맥의 경로를 떠올리며 벌어진 흉곽을 모으고, 골반을 세우는 작업을 동시에 진행합니다.

충맥과 임맥, 독맥, 그 외의 몸통의 모든 경맥은 세로로 흐르고 있는데 이 모든 경맥을 허리에서 가로로 묶어주는 것이 대맥입니다. 대맥은 전신의 경맥이 느슨해져서 기운이 함부로 빠져 나가지 못하도록 배에서 밴드와 같이 힘 있게 고정시키는 역할을 합니다. 또한 대백 밴드 조이기는 하복부 비만과 부인과 질환을 다스리는 효과가 있습니다.

K라인 세우기 효과

보약효과 K라인 세우기는 허중으로 느슨해지고, 풀어지는 기운을 묶고, 조이고, 압축하며, 올려 줍니다. 정기가 새어 나가지 않도록 잡아주는 힘을 길러주어 보약과 같이 원기를 북돋고, 면역력을 강화하며, 삶의 질을 높여주는 효과를 가져옵니다.

자궁건강회복 K라인 세우기는 자궁건강에 직결되는 골반의 축을 안정적으로 세우는데 중점을 두고 있습니다. 또한 경맥을 통하게 하고, 흩어지는 정혈을 모아서 자궁에 충분한 혈을 공급하여 자궁과 골반의 건강을 회복시킵니다.

냉증해소 따뜻한 혈이 부족하면 냉증이 발생합니다. K라인 세우기는 냉증을 일으키는 임충맥의 혈부족 증상을 다스리고, 막혀있던 기혈 순환을 회복시켜 줍니다. 이를 통해 하복부 냉증을 해소하고, 사지 말단으로 따뜻한 기운이 잘 전달될 수 있도록 합니다.

안심작용 K라인을 강화하여 정혈을 충실히 채우고, 임맥과 독맥을 바르게 세우는 것은 심장과 폐를 편하게 보좌하여 만성 스트레스로 인한 심장과 폐의 화기를 꺼주고, 마음을 차분하게 다스려 주는 효과가 있습니다.

소화촉진 소화기가 밥통이라면 밥통 안의 밥이 익고, 소화되도록 하는 것은 그 아래의 충맥과 그에 연결된 신장의 불기운입니다. 불이 약하면 밥이 설익어서 소화불량이 일어나게 됩니다. K라인 자세는 하단전에 기를 축적하여, 신장의 따뜻한 기운을 강화합니다. 이를 통해 소화 기능이 개선되고, 수액대사가 순조롭게 이루어집니다.

하복부관리	K라인의 대맥 밴드 조이기는 신진대사를 촉진하여 골반에 쌓이는 노폐물을 원활하게 배출합니다. 또한 아랫배의 처지는 기운을 위로 끌어 올려주고, 복부를 탄탄하게 압축하고, 묶어주어 물주머니와 같이 볼록 튀어나온 하복부 비만을 해소합니다.
자세교정	척추의 뿌리는 골반에 있습니다. K라인 세우기는 골반에서부터 등 뒤로 지나는 독맥을 순차적으로 곧게 펴 주어 허리, 등, 어깨, 목과 머리를 반듯하게 합니다. 동시에 배꼽의 벨트라인인 대맥을 조여 주어서 벌어진 흉곽을 닫고, 기울어진 골반을 안정적으로 잡아 줍니다.
음기강화	임맥은 음경을 주관하는 경맥으로 복부와 가슴 중앙에 흐르고 있습니다. K라인 세우기는 임맥의 음기를 강화하여 벌어진 흉복부를 중심으로 오므려서 탄탄하게 잡아 줍니다. 또한 기운을 하단전으로 쌓아서 화기가 위로 역상하지 않도록 예방하며, 자궁의 혈을 충만하게 채워서 부인과 질환을 다스리는 작용을 합니다.
양기강화	독맥은 양경을 주관하는 경맥으로 허리와 등의 척추 중앙선을 따라 흐르고 있습니다. K라인 세우기는 독맥의 양기를 강화하여 하단전에서 머리까지 연결된 정수를 공급하는 기혈의 도로를 반듯하게 정비하고, 머리를 맑게 합니다. 또한 신장의 정을 충실하게 하여 남성의 성기능을 향상하고, 허리와 척추를 튼튼하게 세워 줍니다.
순환고리연동	임맥과 독맥은 기혈 순환 고리의 축을 형성합니다. K라인 세우기를 습관화하는 것은 생활 속에서 기혈의 순환 고리를 연동시키는 효과가 있습니다. 임맥과 독맥을 중심으로 기혈 순환이 원활하게 이루어지면 원기가 강화되고, 노화가 지연되며, 생명력이 길러집니다.

+ 한의학적 발레 견해 1

턴아웃의 한의학적 효과

  턴아웃은 다리를 모으고, 엉덩이의 고관절부터 바깥쪽으로 열어 발끝을 양쪽으로 벌리는 발레의 기본 자세를 말합니다. 한편 고관절의 연동 없이 다리만 무리하게 턴아웃을 하려고 한다면 무릎이나 발목 등에 큰 부담을 주게 됩니다. 이는 나쁜 자세의 원인이 되는 것뿐만 아니라 부상의 위험 요소가 될 수 있습니다. 턴아웃을 할 때는 발을 벌리는 각도에 집착하기보다는 무리하지 않는 범위 내에서 골반의 근육을 연동시키며 차근차근 익혀나가도록 해야합니다.

  잘못된 동작으로 인한 부상의 위험에도 불구하고, 완벽한 턴아웃을 이루기 위한 구도자들의 고민과 행렬은 끊이지 않고 있습니다. 턴아웃에 이토록 집중하는 이유는 턴아웃이 발레에서 모든 동작의 기본이 되는 자세로 변화의 물꼬를 터주는 열쇠가 되기 때문입니다. 올바른 턴아웃은 몸 안쪽과 심부 근육을 사용하도록 하여 길고 가느다란 근육을 섬세하게 발달시켜줍니다. 이를 토대로 발레리나 특유의 아름다우면서도 탄탄한 체형이 만들어지게 되죠. 턴아웃은 심미적인 면 뿐만이 아니라 기능적인 면에서도 큰 이점을 가지고 있습니다. 고관절의 가동 범위를 넓혀주어 안정적이면서도 유연하고, 더욱 역동적인 발레 테크닉을 구사할 수 있도록 해줍니다.

  턴아웃의 장점은 발레라는 영역으로만 한정되지 않습니다. 턴아웃은 한의학적인 관점에서도 중요한 가치를 지니고 있습니다. 앞장에서는 '턴아웃으로 K라인 세우기'에 대한 제안을 하였습니다. 그렇다면 K라인을 강화하는 턴아웃은 한의학적으로 어떤 의미와 가치가 있을까요?

신성한 정혈 그릇을 바로 세우는 턴아웃

K라인의 뿌리는 자궁과 하단전을 포괄하는 골반에 있습니다. 골반은 정혈을 담고 있는 신성한 그릇입니다. 골반은 해부학 용어로 pelvis라고 하는데 이는 '수반' 또는 '대야'를 의미합니다. 그리고 골반을 구성하는 엉치뼈의 영문 이름은 sacrum이라고 하는데 '신성하다'라는 뜻을 가진 'sacred'에서 유래되었습니다. 골반은 생명의 원천인 혈을 가득 담고 있는 '신성한 그릇'과 같습니다.

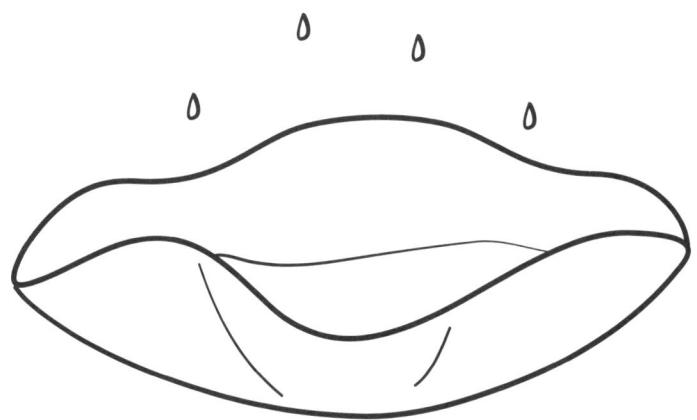

「 정혈이 담겨 있는 신성한 그릇, 골반 」

혈血이라는 한자어 또한 '그릇에 담긴 피'라는 뜻을 가지고 있습니다. 혈血은 皿(그릇 명) 자 위로 피를 의미하는 점이 찍혀 있는 모양을 나타냅니다. 이는 고대에 짐승의 피를 그릇에 담아 신에게 바치던 제사의 관습에서 유래하였습니다. 혈이라는 한자어가 '그릇에 담긴 피'를 상징한다는 점에서 '혈을 담고 있는 신성한 골반 그릇'과 연결되는 대목입니다.

정혈은 생명을 상징하고, 골반은 생명력의 결정체인 정혈을 담고 있는 신성한 그릇입니다. 그만큼 골반을 관리하는 것은 생명력과 직결된 중요한 일입니다. 골반이 신성한 생명력의 근원지임은 아랫배에 위치한 여러 혈자리의 이름에서도 유추할 수 있습니다. 예를 들면, 배꼽에서 손가락 세 마디 정도 떨어진 곳에 위치하는 관원혈關元穴은 '하단전' 또는 '단전'이라고 불리는 혈자리로 '원기의 관문'이라는 뜻을 가지고 있습니다. 남자의 정이 간직되어 있고, 여자의 혈이 모여 있는 혈자리입니다. 또 배꼽 아래 손가락 두 마디 정도 되는 부분에 위치한 기해혈氣海穴의 이름은 '원기의 바다'라는 뜻을 가지고 있습니다.

골반이 기울어지거나 틀어져 있다면 골반 그릇에 정혈이 안정적으로 담기지 못하고, 쉽게 흩어지거나 손실되어 허증이 발생할 수 있습니다. 이는 인체의 가장 깊고도, 그윽한 지성소와 같은 곳이 무너지는 것과 다를 바 없습니다. 또한 기혈 순환이 저하되면서 노폐물이 배출되지 않고, 신진대사가 원활하지 못해 부종이나 냉증이 쉽게 발생할 수 있습니다.

턴아웃은 엉덩이 심부에 있는 외회전근을 사용하여 고관절을 바깥으로 돌리게 합니다. 턴아웃을 반복할수록 골반과 척추 주변 근력이 단련되면서 기울어진 골반이 바로 세워집니다. 골반을 정렬한다는 것은 지극히 소중한 정혈을 담고 있는 그릇의 기틀을 안정적으로 세우는 것을 의미합니다.

벌어지는 원기의 문을 닫아주는 턴아웃

또한 턴아웃은 벌어지는 원기의 문을 닫아주어 허증을 보완하고, 정혈이 잘 모일 수 있는 기혈의 흐름을 조성합니다. 흥미롭게도 골반 주위에는 '문'이 많습니다. 아랫배의 관원혈關元穴은 '원기元氣의 관문', 배꼽의 신궐혈神闕穴은 '신神의 관문', 엉덩뼈 능선의 중앙점에 있는 요양관腰陽關은 '양기陽氣의 관문', 허리의 명문혈命門穴은 '생명의 문'입니다. 문이란 뜻을 가진 혈자리는 기운이 드나드는 곳으로 외부에서 내부 깊은 장부의 기운을 조절할 수 있는 중요한 치료 포인트가 됩니다.

문은 열어서 소통하는 기능 외에 닫아서 내부의 중요한 것을 지키는 역할도 합니다. 골반 주변에 있는 수많은 '문'은 골반의 문을 굳게 닫아서 여기에 담긴 생명력의 결정체가 새어나가지 않도록 늘 주의하는 것이 무엇보다 중요하다는 점을 상기시키고 있습니다. 노화가 진행되고, 허증이 심해질수록 문틈이 벌어지고, 그 사이로 내부의 소중한 원기와 정혈이 빠져나가게 됩니다. 이때 턴아웃은 골반 주변의 근육을 탄탄하게 발달시켜주고, 안으로 기를 쌓는 에너지 흐름을 형성하기 때문에 틀어지고, 벌어지는 골반의 문을 닫아서 정혈을 지키는 데 도움을 줍니다.

턴아웃의 씨앗 응축 기능

골반은 생명력이 씨앗처럼 모여 있는 원기의 발원지입니다. 성장과 생식 기능이 이루어지는 가장 깊은 근원지인 셈이죠. 골반에서 시작되는 충맥은 씨앗의 응축시키는 힘을 바탕으로 오장육부와 전신으로의 기혈 공급을 통솔하고, 조절합니다.

한약재 중에서 식물의 씨앗이나 열매에는 대개 '자子'라는 이름이 붙어 있습니다. 이 중에서도 '자子'가 들어가는 복분자, 구기자, 오미자, 토사자, 차전자는 '오자五子'라고 불리며 신장의 정기를 보강하는 한약재로 남성의 성 기능 강화와 난임 치료에 유용하게 쓰입니다. 씨앗의 정精을 보하는 기운은 약재를 통해 받아들이기도 하지만 운동이나 자세를 통해서도 만들어갈 수 있습니다.

아랫배를 납작하게 압축하며, 엉덩이를 조여서 올려주는 턴아웃은 하단전을 강화해줍니다. 이때 턴아웃 상태에서 발끝을 포인트 하여 발등의 아치를 세우면 복부가 더욱 다리미질하듯 펴지고, 항문이 배꼽과 더 가까워지며, 엉덩이 심부 근육은 더욱 강화됩니다. 발의 근육이 올바르게 발달되고, 엉덩이를 조일수록 그에 비례하여 골반의 씨앗 응축 기능은 더욱 활성화됩니다.

턴아웃을 통해 골반을 정렬하고, 하복부를 단단하게 압축하는 것은 기운을 모아서 하단전에 씨앗의 힘을 불어넣어 줍니다. 氣氣가 모이면 精精이 쌓이고, 정精이 쌓이면 氣氣가 왕성해집니다. (정과 기는 서로 보완해줍니다.)

　　노화와 허증은 충맥과 신장의 저장하고, 응축하는 기능을 저하시켜 골반의 기운을 벌어지고, 느슨하게 합니다. 이때 씨앗의 힘은 벌어진 것을 오므리고, 빠져나가는 기운을 붙들어서 정이 쌓일 수 있도록 도와줍니다. 또한 응축시키는 만큼 원기의 추동 능력이 강화되어 기혈 순환이 향상되고, 노화가 지연되며, 남성과 여성의 생식 기능이 촉진됩니다.

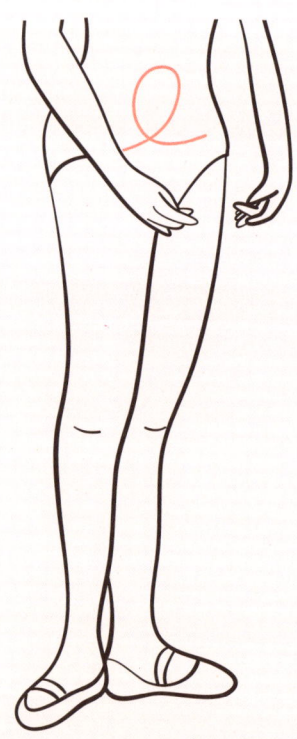

「 씨앗 응축 기능 」

충맥과 족삼음경을 끈끈하게 연결하는 턴아웃

충맥은 족삼음경과 더불어 혈을 주관합니다. 충맥의 한 분지는 신장 하부에서 시작하여 치골 부위로 나와 다리 안쪽을 따라 내려가 발바닥에 이릅니다. 이때 종아리 안쪽에서 또 하나의 줄기가 갈라져서 나옵니다. 그 줄기는 종아리 안쪽에서 족삼음경으로 스며들어서 안쪽 복사뼈 뒤쪽을 돌아 발등을 지나서 엄지발가락으로 갑니다. 그리고 모든 낙맥[5]落脈으로 퍼져서 발을 따뜻하게 해 줍니다.

충맥과 족삼음경의 경맥선은 발레의 턴아웃에서 주로 쓰는 골반과 다리 안쪽, 무릎 뒤, 발끝으로 이어지는 라인에 포개져서 흐르고 있습니다. 일반인들이 다리

[5] 낙맥落脈
경맥에서 갈라져 나온 가지로 경맥보다 가늘고 더욱 얕은 곳에 분포되어 있다.

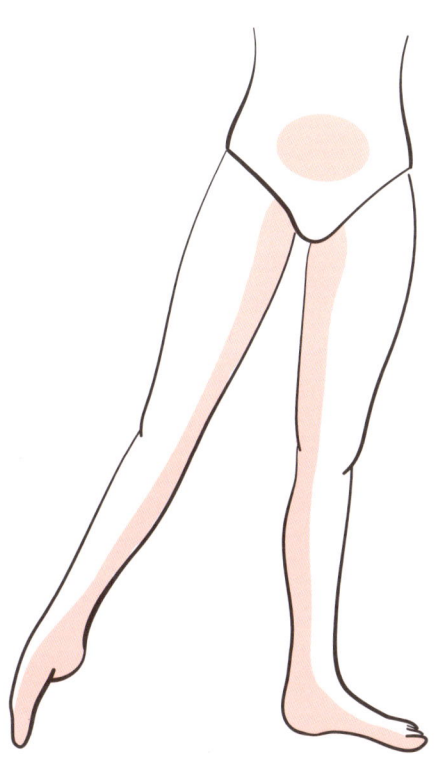

「 충맥과 족삼음경을 끈끈하게 연결하고, 강화하는 턴아웃 」

바깥쪽 근육을 위주로 쓰는 반면, 발레 무용수는 그 반대로 다리 안쪽 근육을 위주로 쓰게 됩니다. 다리 안쪽 근육을 단련하는 턴아웃은 동일 선상에 흐르는 충맥과 족삼음경의 경맥선을 더욱 끈끈하게 이어줍니다.

  충맥과 족삼음경은 혈을 다스리는 주요 경맥입니다. 다리 안쪽에는 여성의 혈을 다스리는 중요한 혈자리들이 대거 포진해 있습니다. 턴아웃으로 발끝에서 다리 안쪽 그리고 골반까지 끈끈하게 연결하고, 정렬하는 것은 충맥과 족삼음경을 자극하여 혈을 통솔하는 효과를 가져 옵니다. 혈을 다스리는 것은 부인의 자궁 건강을 회복시키고, 월경, 임신, 출산, 산후조리의 모든 과정을 다스리는 본질적 치료가 됩니다.

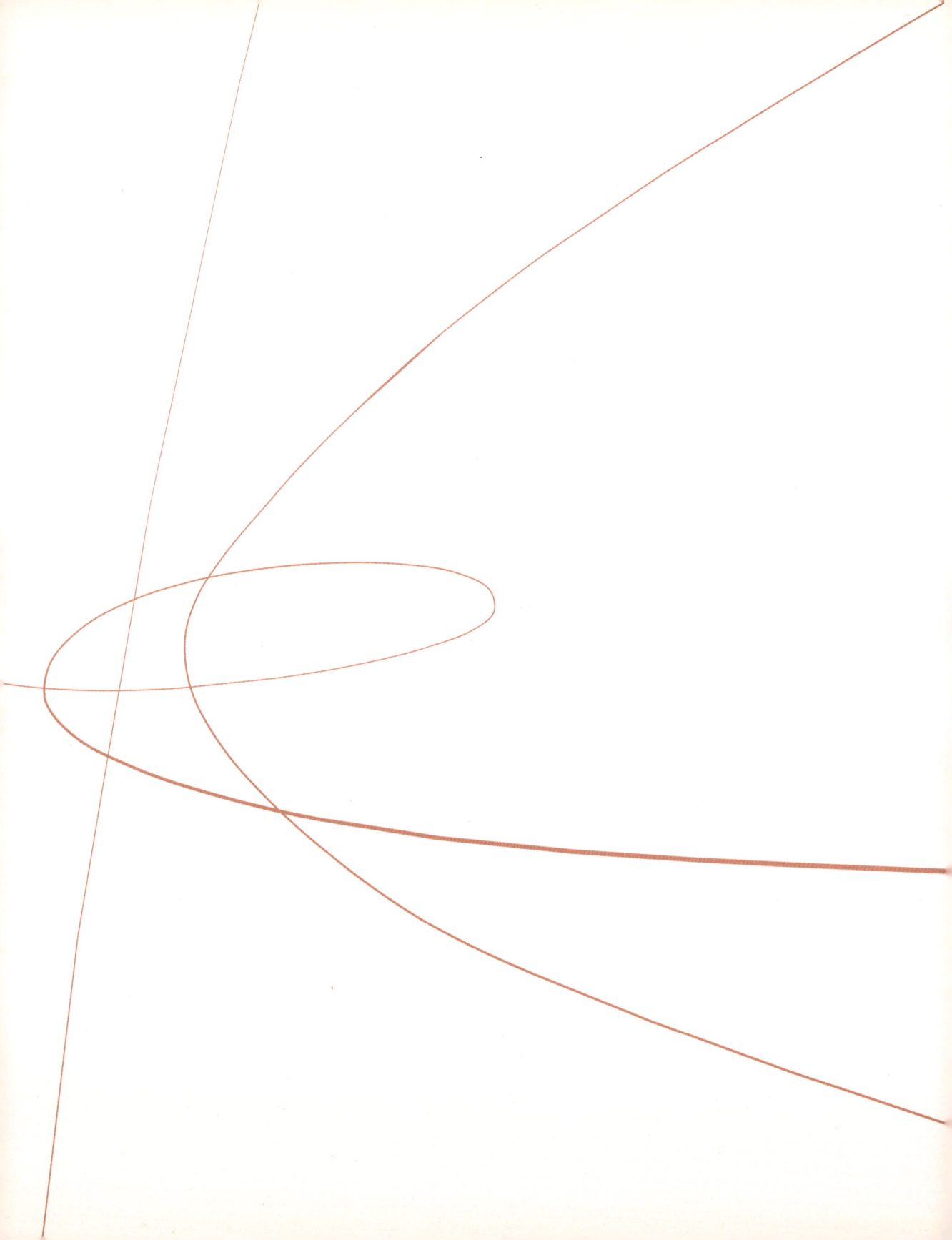

4장
충맥

충맥은 골반을 중심으로 전신의 기혈을 받아들이고, 조절합니다.
골반을 기반으로 하는 K라인 황금상권에 시간과 에너지를 묻는 것은
몸을 관리하는 데 핵심적인 투자전략입니다.

충맥

우리 몸의 특 AAA급 상권

부동산에서 사통팔달의 교통망을 기반으로 사람과 돈이 모여드는 사거리 또는 코너 자리는 목 좋은 상권으로 분류되어 그 가치가 더욱 상승합니다. 충맥은 전신의 기와 혈이 모여드는 우리 몸의 특 AAA급 상권과 같습니다. 충맥으로 기와 혈이 모여드는 정도는 산천과 하천의 모든 물이 바다로 유입되는 것과 같이 압도적이고, 거스를 수 없는 기세입니다.

충맥의 충衝자는 '요충지'라는 뜻을 담고 있습니다. 충맥이 시작되는 골반은 원기와 정혈의 요충지입니다. 충맥은 골반을 중심으로 전신의 기혈을 받아들이고, 조절합니다. 골반을 기반으로 하는 K라인 황금상권에 시간과 에너지를 묻는 것은 몸을 관리하는 데 핵심적인 투자전략입니다.

오장육부의 바다이자 12경맥의 바다

충맥은 '오장육부의 바다', '12경맥의 바다'라고 합니다. 오장육부와 12경맥을 순행한 기혈은 충맥에 유입되어 저장됩니다. 그리고 기혈이 부족할 때 충맥에 저장됐던 기혈은 다시 12경맥과 오장육부로 공급되어 정상적인 생리 활동을 유지하도록 합니다.

혈의 바다

충맥은 임맥, 독맥과 함께 '혈血의 집'으로 불리는 포胞의 한가운데서 시작됩니다. 포胞는 여성의 자궁 또는 하단전을 의미합니다. 자궁에서 시작되는 충맥은 모든 경맥의 혈이 모여드는 곳으로 '혈의 바다'라고 합니다. 충맥은 정혈이 바다처럼 넘실대는 경맥입니다. 충맥에 가득한 정혈은 어린이의 성장, 남성의 생식 기능, 여성의 월경, 임신과 출산 등을 주관합니다.

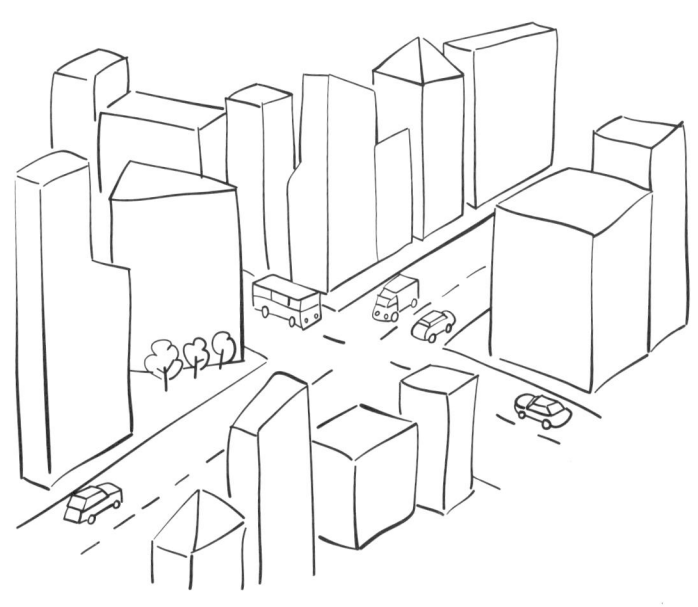

「충맥의 충衝자는 '요충지'의 뜻을 담고 있습니다」

충맥을 통해
K라인의 뿌리 이해하기

충맥은 원기가 넘실대는 정혈의 바다와 같습니다. 바다는 대륙과 대륙의 사이를 연결하는 교역로입니다. 충맥의 바다에 연결된 큰 대륙으로는 '포胞, 신장腎臟, 삼초三焦, 비장脾臟, 족삼음경足三陰經6, 종근宗筋'을 들 수 있습니다. 각각 다른 성격의 기관들은 충맥이라는 바다를 통해 연결되어 한의학적 생명관의 큰 축을 형성하고 있습니다.

K라인은 원기의 근원지인 충맥에 뿌리를 두고 있습니다. 충맥과 연결된 기관들의 특징을 알아가는 것은 K라인의 본바탕을 이해하는 지름길이 됩니다. 충맥의 바다가 잇고 있는 6대륙을 소개합니다.

6
족삼음경
足三陰經
족삼음경은 족태음비경, 족궐음간경, 족소음신경을 말하는 것으로 다리 안쪽 부위에 분포하고 있는 3개의 음경맥을 이르는 것이다.

충맥의 뿌리, 포 胞

포는 충맥과 임맥, 독맥의 뿌리입니다. 아랫배에 위치하며 여성의 자궁 또는 남성의 전립선에 해당됩니다. 넓은 의미로는 '하단전' 또는 '명문7'을 의미하기도 합니다. 남성은 이곳에 정을 갈무리했다가 내보냅니다. 여성의 자궁은 월경을 형성하고, 생명을 잉태하여 기르는 근원지입니다. 또한 자궁은 '혈의 집(혈실血室)'이라고도 하는데 모든 경맥의 혈이 자궁으로 모여드는 것을 상징적으로 표현하고 있습니다.

7
명문 命門
'생명의 문'이라는 뜻을 가지는 명문은 원기의 근본이 되며 정신이 머무는 곳이다. 명문은 남자의 정을 저장하고, 여자의 자궁이 매여있는 곳으로 인체의 생식 기능에 중요한 역할을 한다.

자궁이 있는 골반은 K라인이 집중하고 있는 충맥의 뿌리이자, 생명의 발원지입니다. 발레를 할 때 기울어진 골반을 안정적으로 정렬하며, 엉덩이를 조이고, 하복부를 단단하게 압축시키는 것은 허증으로 흩어지고, 옅어지는 기혈의 흐름을 전환하여 하단전과 K라인의 뿌리인 골반으로 정혈을 모아 주는 기세를 형성합니다.

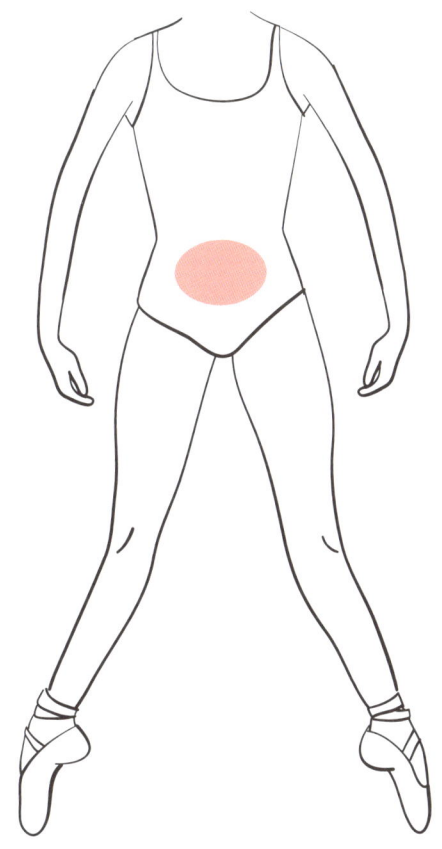

「하단전은 생명의 발원지이자 충맥과 K라인의 뿌리」

또 다른 뿌리, 신장腎臟

충맥의 또 다른 분지는 신장의 하단에서 시작되어 신장 경맥과 결합하여 복부와 다리 안쪽 그리고 발에 흐르고 있습니다. 신장은 충맥의 또 다른 뿌리이자 보좌관입니다. 그렇다면 신장은 어떤 기능을 하고 있을까요? 신장의 대표적인 기능은 정精을 저장하는 것입니다. 신장의 정精은 인체를 구성하고 생명 활동을 유지시키는 데 가장 기본적인 물질로 골수를 채워 뼈의 생장과 발육을 촉진하고, 재생시키는 작용을 합니다.

신장의 건강 상태는 허리를 통해 나타납니다. 특히 신장이 허하면 허리에 은근한 통증이 생기고, 허리를 잘 돌리지 못하게 됩니다. 이때는 신장을 강화하는 약을 쓰거나 허리에 있는 경혈을 자극하는 치료법을 씁니다. 발레를 통해 허리를 유연하게 관리하고, 바로 세우는 것은 허리의 근육을 강화하여 신장의 기운을 올려주는 보조적 요법이 될 수 있습니다.

원기의 전달자, 삼초三焦

삼초三焦는 음식물이 소화·흡수되는 경로로 상초上焦, 중초中焦 그리고 하초下焦를 이르는 말입니다. 삼초의 원천은 양쪽의 신장 사이에 있는 신간동기腎間動氣[8] 또는 명문命門에 있습니다. 여기서 일어나는 뜨거운 에너지는 삼초의 기화 작용과 수액대사를 추동시켜 원기元氣를 생성시킵니다. 그렇게 만들어진 원기는 충맥에 모여들고, 삼초를 통해 다시 오장육부와 전신에 두루 흩어져서 전신에 영양을 공급합니다. 충맥이 '원기의 저장고'라면, 삼초는 '원기의 전달자' 라고 할 수 있습니다.

K라인을 세우면 굽어진 허리가 교정되고, 허리에 연결된 신장의 기능이 강화됩니다. 신장이 튼튼해지면 따뜻한 기운이 잘 발휘되어 삼초의 기화 작용과 수액대사가 원활하게 이루어집니다.

---

[8] 신간동기 腎間動氣
양쪽 신 사이에 있는 진기 또는 생명의 근원을 말한다. 신간동기의 기능은 명문의 화기의 작용으로 나타나며, 이는 삼초의 기화 작용을 가능하게 하는 원동력이 된다.

충맥과 사지 말단의 연결고리, 비장 脾臟

충맥은 발의 안쪽에 있는 공손혈公孫穴 9 로 비경과 직접 통하고 있습니다. 비장은 음식물의 정밀한 영양 물질을 소화·흡수하여서 전신과 사지 말단에 따뜻한 기와 혈을 공급합니다. 이러한 기능을 '비주사말脾主四末 10 '이라고 합니다. 충맥은 비장의 '비주사말' 기능을 통해 사지 말단에 더욱 끈끈하게 이어져 있습니다.

충맥은 비경을 비롯한 복부의 경맥을 조합하여 안으로는 체간의 오장육부를 충실하게 하고, 밖으로는 손끝과 발끝까지 그 힘을 전달합니다. 결론적으로 사지 말단의 뿌리는 체간의 K라인인 셈입니다. 따라서 K라인을 강화할수록 식물의 뿌리에서 줄기로 양분이 공급되는 것과 같이 전신의 근육에 혈이 충분히 공급됩니다. 혈은 손과 발을 따뜻하게 하고, 사지의 운동 기능을 강화해 줍니다.

9
공손혈公孫穴
발 안쪽의 제1중족골의 우묵한 곳에 위치한다. 족태음비경에 속하며, 충맥과 통하는 혈자리이다. 소화기 병을 치료하고, 월경 불순을 다스리며, 충맥을 조절한다.

10
비주사말
脾主四末
비장은 사지를 주관한다.

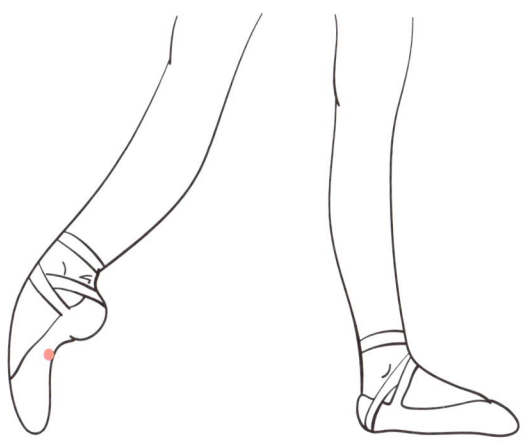

「발의 아치를 이루는 부분에 위치한 공손혈」

충맥의 혈이 스며드는 곳, 족삼음경 足三陰經

충맥은 다리 안쪽을 지나면서 족삼음경에 스며듭니다. 족삼음경은 다리 안쪽으로 흐르는 족궐음간경, 족태음비경, 족소음신경을 이르는 것으로 간장, 비장, 신장의 세 경맥을 말합니다. 간, 비, 신은 혈을 저장하고, 통솔하는 주요 장부입니다. 여성은 혈을 근본으로 삼기 때문에 부인과 질환을 비롯한 임신·출산의 모든 과정은 족삼음경과 충맥을 위주로 혈을 조절하는 것이 필수적입니다. 턴아웃으로 다리 안쪽과 발의 근육을 섬세하게 발달시키고, 강화하는 것은 혈을 다스리는 경맥을 자극하여 여성의 자궁 건강과 부인과 질환에 유용한 운동요법이 될 수 있습니다.

운동의 중심점이자 힘의 기점이 되는 종근 宗筋

종근宗筋은 '으뜸이 되는 근'으로 두 가지 의미를 품고 있습니다. 첫째, 남성의 음경과 성 기능을 의미합니다. 둘째, 치골의 기충혈[11]을 중심으로 고관절, 아랫배, 골반을 위주로 인식하는 개념으로 전신의 관절과 근을 주관하는 기능과 관련되어 있습니다.

종근은 인체 운동의 중심점이며, 힘의 기점이 되는 부위로 전신의 관절과 근을 주관하는데 이러한 기능은 위경胃經[12]과 충맥을 통해 공급되는 혈과 원기가 바탕이 됩니다. 충맥과 위경은 기충혈에서 만납니다. 기충혈은 치골에 위치하며 종근의 주요 부위가 됩니다. 또한 종근은 허리를 묶어주는 대맥과 등 뒤로 흐르는 독맥과도 연결되어 있습니다.

충맥을 중심으로 공급되는 원기와 혈이 부족하면 종근이 쉽게 풀어집니다. 종근이 풀어진다는 것은 전신의 관절을 굽히거나 펴는 것이 어려워지면서 운동 기능이 약화되는 현상을 의미합니다. 또한 종근과 연결된 대맥의 당기는 힘이 저하되면 허리와 척추 관절이 약해질 수 있습니다.

---

[11] 기충혈氣衝穴
배꼽에서 아래로 내려가다가 만져지는 치골 뼈 중점의 양옆으로 손가락 두 마디 떨어진 곳에 위치한다.

[12] 위경胃經
소화기를 담당하며 기와 혈이 충만한 경맥이다.

결론적으로 고관절, 아랫배, 골반 부위는 종근이라는 관절과 근의 뿌리가 모이는 곳입니다. 이 중에서도 충맥과 위경이 만나는 접점인 기충혈은 그 중심축을 이루는 하나의 꼭짓점이 됩니다.

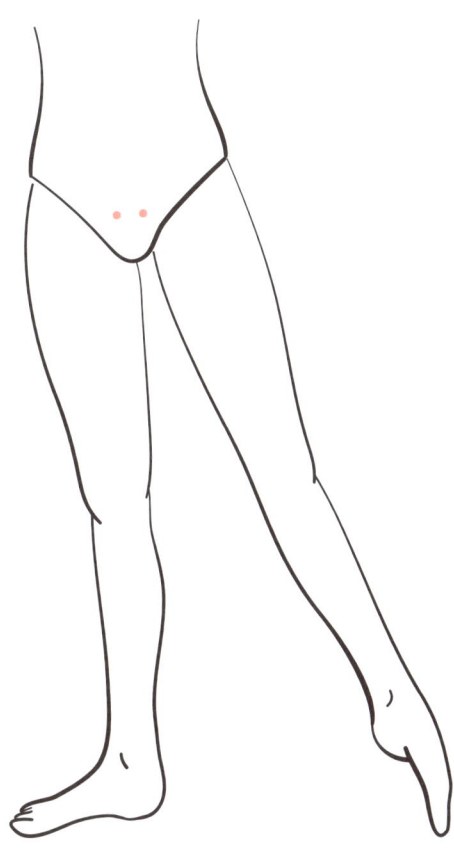

「 종근의 중심축, 치골에 위치한 기충혈 」

충맥의 병증

충맥의 가장 큰 적군, '혈부족'

충衝자는 '요충지'라는 뜻 외에 '찌르다'라는 뜻도 가지고 있습니다. 충맥에 병이 든다는 것은 적에게 요충지를 함락당하고 허를 찔린 것과 같습니다. 충맥의 가장 큰 적군은 '혈부족' 또는 '혈허血虛'입니다.

충맥은 원기와 정혈의 저장고입니다. 충맥의 바다로 흘러든 선천의 기와 후천의 기는 원기와 정혈의 형태로 쌓이고, 다시 온 몸에 공급되어 정상적인 생리 활동을 유지할 수 있도록 해 줍니다. 마치 지구상에서 이루어지는 물의 순환과 같습니다.

충맥의 혈이 부족한 것은 '혈부족' 또는 '혈허血虛'라고 표현하는데 이는 부인과 질환의 주요 원인으로 작용하여 월경불순, 난임, 산후풍, 부종, 탈모, 피부 잡티, 노화 등의 원인이 됩니다. 여성은 월경과 임신, 출산 등으로 혈을 많이 쓰기 때문에 혈이 항상 부족합니다. 기氣는 남고, 혈血이 부족한 불균형 상태가 되는 것이죠. 그러면 내려가야 할 기가 거꾸로 올라와서 위로는 열이 치솟는 증상, 가슴 통증, 답답한 증세가 나타나고, 사지 말단에 냉증이 발생하는 등 순환체계가 깨지게 됩니다.

그 외에도 충맥의 허증은 어린이 성장 부진, 면역력 저하, 남성의 비뇨생식기 질환, 노인성 질환, 정신과 질환, 뇌혈관 질환, 척추 관절 질환 등 많은 질병의 모태가 됩니다. 허증은 마치 여름철 나무의 가지가 무성하게 돋는 것처럼 그 세력을 무궁무진하게 확장해서 뻗어나갈 수 있습니다.

이때 병증을 잡기 위해서 표면으로 드러나는 증상 즉, 끝없이 퍼져나가는 잔가지를 쳐내려고만 하면 병을 본질적으로 치료할 수 없습니다. 병의 뿌리인 '충맥의 허증' 또는 '혈부족'을 다스리는 것이 수반될 때 단순하고, 근본적인 치료를 할 수 있게 됩니다.

충맥의 순행 노선

주요 순행 노선, 원기[13]의 발원지

충맥은 아랫배의 포胞에서 시작하여 회음부를 지나 치골결합 양 옆에 있는 기충혈로 나옵니다. 신경腎經과 함께 복부 정중선의 양쪽에서 상행하여 가슴에 퍼집니다. 다시 위로 올라가 목을 지나 입술을 돌아서 양쪽 눈 아래에 이릅니다.

[13]
원기元氣
원기는 생명의 원동력이다. 생장과 발육, 생식을 비롯한 인체의 모든 생명 활동은 원기의 추진운동에 의해서 진행된다.

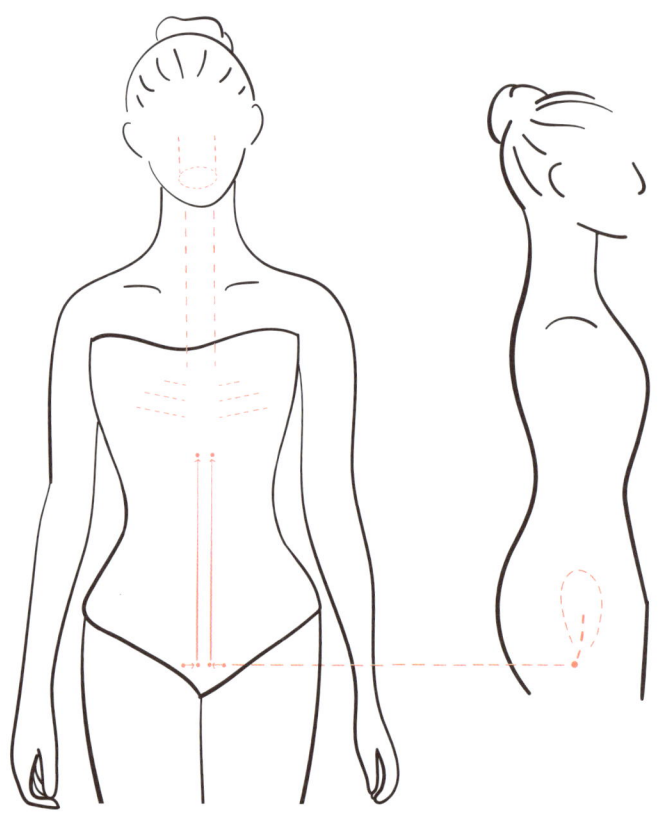

「충맥의 주요 순행 부위」

충맥의 분지 1, 혈의 황금라인

신장 하부에서 시작하여 치골결합 선상의 기충혈에서 체표로 나옵니다. 허벅지 안쪽을 따라 무릎 뒤쪽의 오금 부위에서 신경과 더불어서 종아리로 내려가 발바닥에 이릅니다. 이때 종아리 안쪽에서 또 하나의 줄기가 갈라져서 나옵니다. 그 줄기는 종아리 안쪽에서 삼음경으로 스며들어서 안쪽 복사뼈 뒤쪽을 돌아서 흐릅니다. 그리고 발등을 지나서 엄지발가락으로 갑니다. 그리고는 모든 낙맥으로 퍼져서 발을 따뜻하게 해 줍니다.

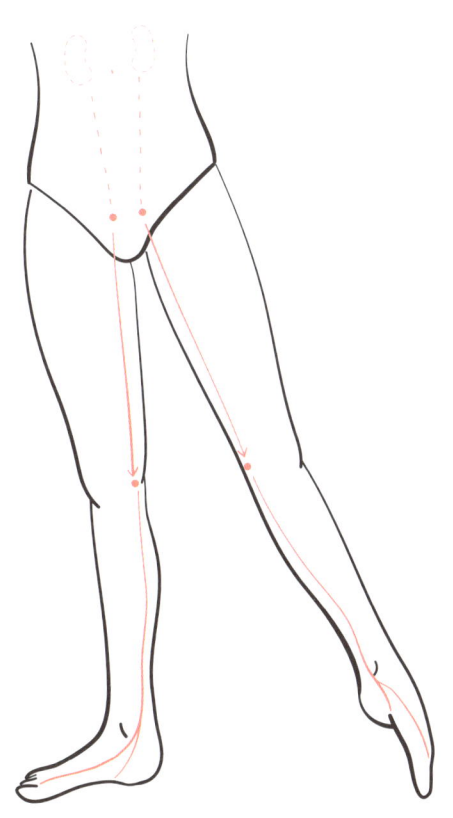

「충맥의 분지 1」

충맥의 분지 2, 등을 세우는 뿌리

포에서 나와 등 쪽으로 가서 독맥과 통하여 척추를 따라 위로 갑니다.

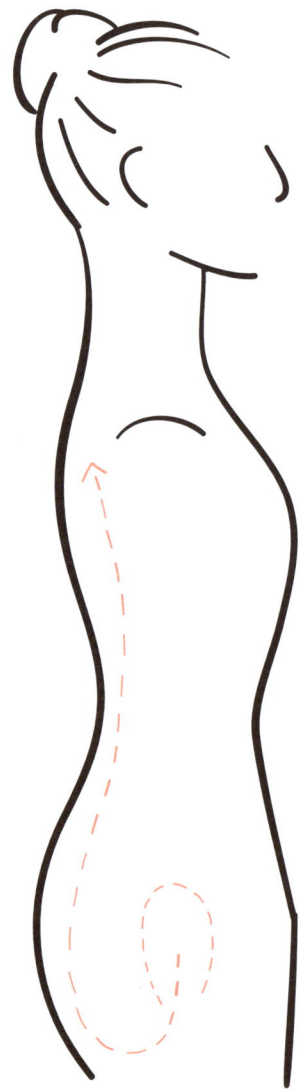

「충맥의 분지 2」

충맥의 주요 혈자리

기충氣衝

배꼽에서 아래로 내려가다가 만져지는 치골 뼈 중점의 양 옆으로 손가락 두 마디 정도 떨어진 곳에 위치합니다. 기충혈은 충맥의 혈자리이면서 동시에 족양명위경의 혈자리입니다. 충맥은 자궁에서 시작하여 기충혈로 나옵니다. 기충혈로 여러 갈래의 기가 모여들고, 또 위와 아래로 다시 퍼집니다. 기충혈은 충맥과 위경이 만나는 요충지로 종근의 꼭짓점을 이루며, 골반을 정렬할 때의 기점이 되는 혈자리입니다. 본 혈은 전신의 근육과 관절을 통솔하며, 남녀의 생식기 질환, 월경불순, 월경통, 난임, 난산 등에 쓰입니다.

기혈氣穴

배꼽에서 손가락 세 마디 정도 내려간 지점에 있는 관원혈 양 옆에 위치합니다. 기혈은 '포문胞門', '자호子戶'라고도 하는데 이는 자궁을 의미합니다. 만물화생의 근원지라고 할 수 있습니다. 월경불순, 자궁근종 등의 부인과 질환과 비뇨기 질환에 중요한 혈자리입니다. 또한 신장의 기운이 드러나는 곳으로 신장의 병증으로 등과 허리가 당기고 아픈 것을 다스립니다.

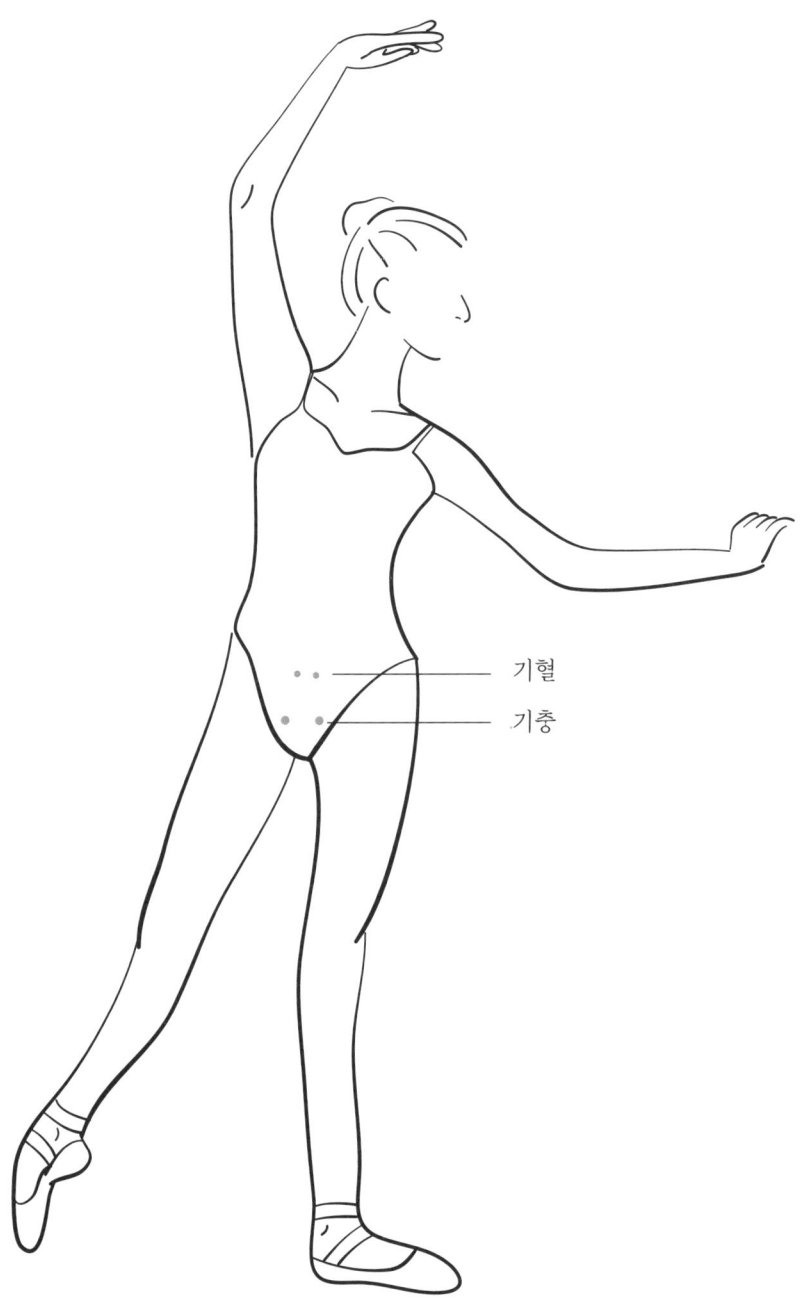

「 기혈과 기충 」

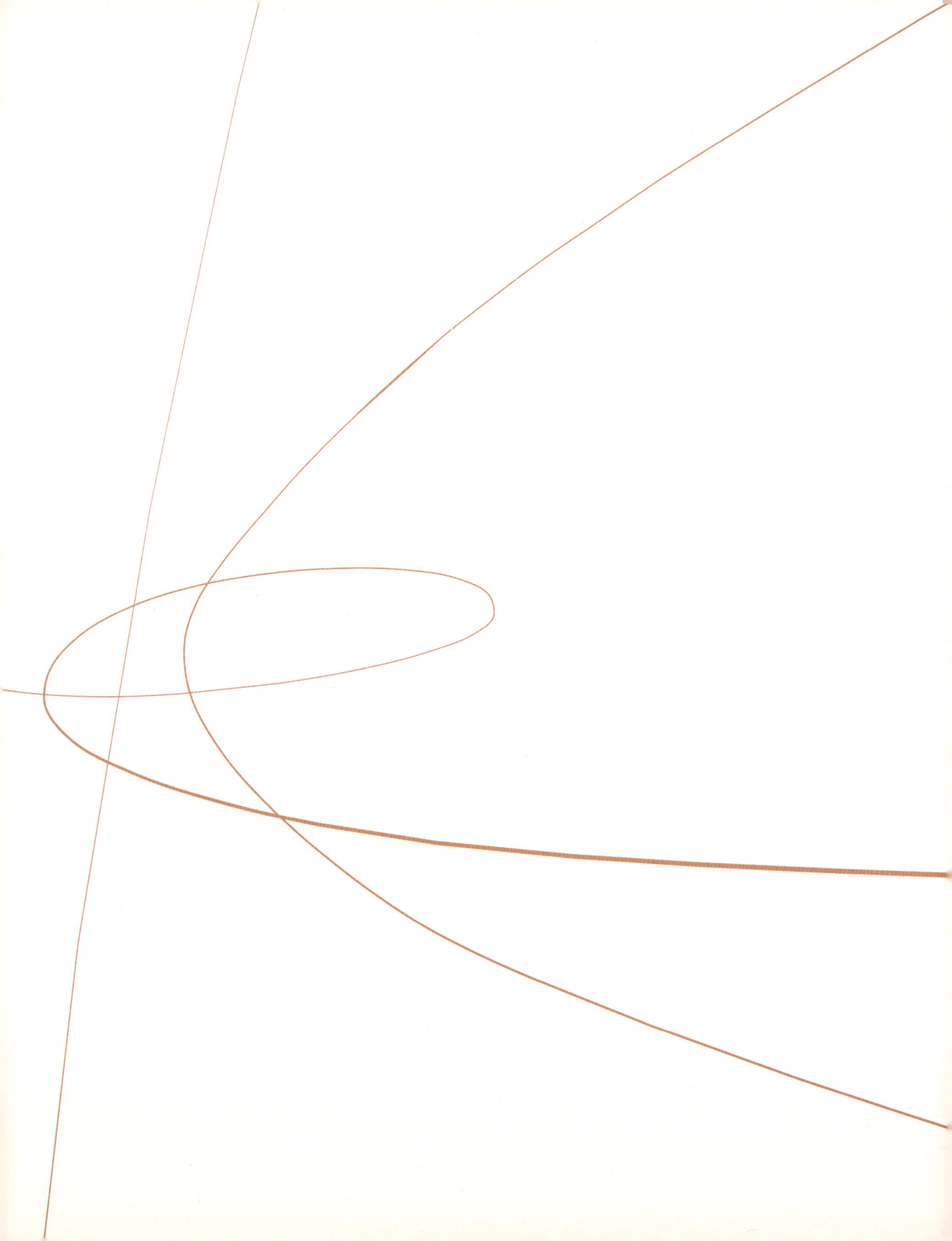

5장
임맥

복부의 코르셋 라인을 적절한 긴장감을 유지하며 세워주는 것은 자세를 교정해 줄 뿐만 아니라 임맥을 강화하여 노화를 늦추고, 생식 기능을 촉진합니다.

임맥

임맥의 코르셋 라인

　　해적과 바다 그리고 모험이라는 박진감 있는 요소들로 가득 찬 영화 '캐리비안의 해적'에서 영화배우 키이라 나이틀리는 극중 인물인 엘리자베스로 등장하여 매력 넘치는 액션 연기를 펼치지요. 영화 초반부에서 엘리자베스는 코르셋을 착용하다 호흡곤란을 일으켜서 의식을 잃고 바다로 떨어지게 됩니다. 코르셋으로 죽을 고비를 넘긴 엘리자베스는 나중에 해적을 두들겨 패면서 '고통이 뭔지 알고 싶어? 그럼 코르셋을 입어 봐!' 라고 외칩니다.

　　코르셋은 흔히 여성들의 몸매 보정을 위해 허리를 강제적으로 조이는 보정 속옷으로 인식되어 있습니다. 또한 여성들에게 가해지는 사회적 억압의 상징물로 거론되며 논란의 중심에 있기도 합니다.

　　한편 코르셋은 미용적인 목적뿐만 아니라 의학적으로 유용하게 쓰이고 있습니다. 의료용 코르셋은 적절한 긴장성을 유지하여 허리를 고정하고, 몸을 곧게 세워주어 척추측만증, 굽은 등, 척추 골절 등의 척추 질환을 보조적으로 교정해줍니다.

　　코르셋은 대개 하복부에서 가슴까지 복부 가운데 선을 중심으로 여미게 됩니다. 이 가운데 선에는 임맥이 흐르고 있습니다. 임맥은 음경을 주관하여 생식 기능을 촉진합니다. 노화와 임신, 출산 등은 임맥의 허증을 유발합니다. 임맥이 허해지면 복부의 코르셋 라인이 느슨해지고, 쉽게 벌어질 수 있습니다. 복부의 코르셋 라인을 적절한 긴장감을 유지하며 세워주는 것은 자세 교정 효과가 있는 것뿐만 아니라 임맥을 강화하여 노화를 늦추고, 생식 기능을 촉진합니다.

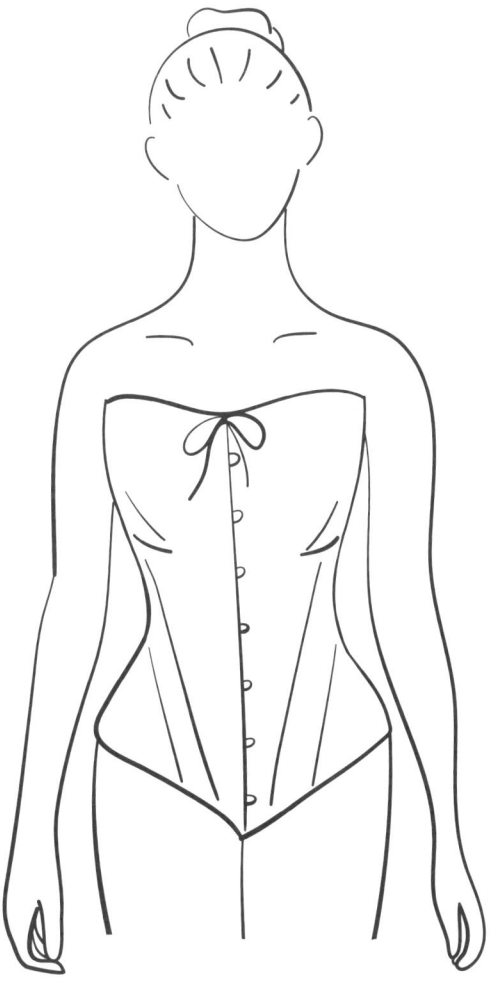

「 코르셋 」

음맥의 바다

임맥은 '음맥陰脈¹⁴의 바다'로 전신의 음경을 통솔합니다. 임맥은 복부와 흉부 정중선을 주행하는데 이곳으로 음맥陰脈의 맥기가 모여들어서 음맥의 바다를 이루고 있습니다. 음경은 혈血과 정精의 생성과 기능에 중요한 역할을 하는 경맥입니다. 특히 음경을 대표하는 족삼음경은 아랫배에서 임맥에 연결되어 있습니다.

14
음맥 陰脈
인체의 음陰
부위를 위주로
흐르는 경맥이다.

월경과 임신 그리고 출산을 주관하는 임맥과 충맥

의서에서는 '임맥이 통하고, 태충맥이 넘치면 월경이 나오게 된다.'라고 하였습니다. 임맥은 충맥과 더불어 월경과 임신 그리고 출산의 모든 과정을 주관합니다.

> "여자 나이가 14살이 되면 천계가 이르고(天癸至), 임맥이 소통되고(任脈通),
> 태충맥이 차게 되므로(太衝脈盛) 월경이 때 맞춰 나와 자식을 낳을 수 있게 된다."
> "女子二七, 而天癸至, 任脈通, 太衝脈盛, 月事以時下 故 有子"
>
> [《황제내경》, 소문 상고천진론]

한의학 경전인《황제내경》에서는 여성의 임신과 출산이 이루어지기 위한 세 가지 조건을 거론하고 있습니다. 이 세 가지는 바로 '천계가 이르는 것', '임맥이 소통되는 것' 그리고 '태충맥이 차게 되는 것' 입니다.

천계는 선천적으로 간직하고 있는 씨앗처럼 응축된 정기를 뜻하며, 물의 성질을 가지고 있습니다. '천계가 이르렀다.' 함은 사람의 정기가 생식 기능의 역할을 할 정도로 성장하여 성숙된 상태를 의미합니다. 임맥이 소통하는 것은 천계를 받아 생식 기능이 그 능력을 발휘하는 것을 말합니다.

태충맥은 바로 충맥을 가리키는 것으로 '가장 큰 경맥의 교차로'를 의미합니다. 여러 갈래의 길이 만나는 교차로를 의미하는 충衝맥에 '크다'라는 의미의 태太를 앞머리에 붙여서 충맥의 중요성을 강조하고 있습니다.

사람이 성숙하면 천계가 이르고, 임맥이 소통하기 시작하며, 태충맥이 가득 차면서 월경이 자연스럽게 나오게 됩니다. 이를 통해 임신과 출산 또한 순조롭게 진행됩니다. 반면 충맥이 쇠소하고 혈이 부족해지면 노화가 촉진되고, 천계가 고갈되면서 생식 기능이 멈추게 됩니다.

혈의 불순으로 인해 임맥이 막히거나, 태충맥의 혈이 부족히면 월경불순이 일어납니다. 이는 난임이라는 결과로 이어질 수 있습니다. 또한 임신이 되어도 혈의 부족과 불통으로 인하여 임신과 출산 과정에서 다양한 질환에 노출될 가능성이 높아집니다.

임맥의 병증

임맥에 침범하는 차가운 기운

임맥에 찬 기운이 침범하면 남성의 경우 음낭이 붓고 아프거나 아랫배가 당기는 증상 등이 발생합니다. 여성에게 있어서는 냉대하증이나 아랫배에서 단단한 것이 만져지는 증상이 생길 수 있습니다.

임맥의 허증

'임맥은 충맥과 함께 월경을 통하게 하고, 임신이 이루어지도록 합니다. 임맥이 허하면 음맥陰脈이 막히고, 월경 이상이 나타나며, 임신이 어려워집니다. 뿐만 아니라 임맥의 허증은 노화를 촉진합니다.

임맥은 하복부에서 족삼음경과 연결되어 있습니다. 족삼음경은 소화기를 담당하는 비脾, 근을 주관하는 간肝, 뼈를 주관하는 신腎의 경맥으로 구성되어 있습니다. 임맥의 허증은 족삼음경의 허증을 유발하여 영양 부족 및 근육과 뼈의 이상으로 나타나고, 이로 인해 정렬 축이 무너지거나 몸의 기틀이 약해질 수 있습니다.

임맥의 순행 노선

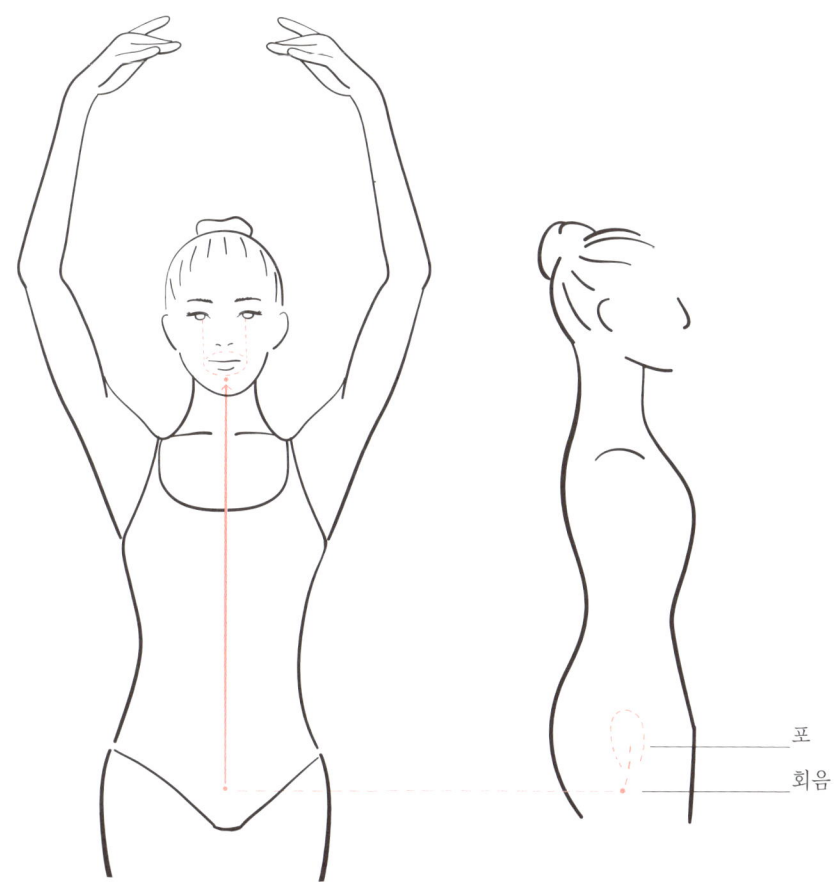

「임맥의 주요 순행부위」

임맥의 주요 순행 노선, 코르셋 라인

    포胞에서 시작하여 회음으로 나와서 배와 가슴 정중선을 따라 올라가 아래턱에 이르러 입 주위를 돌고, 눈 아래까지 갑니다.

임맥의 분지 1, 코르셋의 축

포胞에서 나와 뒤로 가서 충맥과 함께 등의 척추 내부로 올라갑니다.

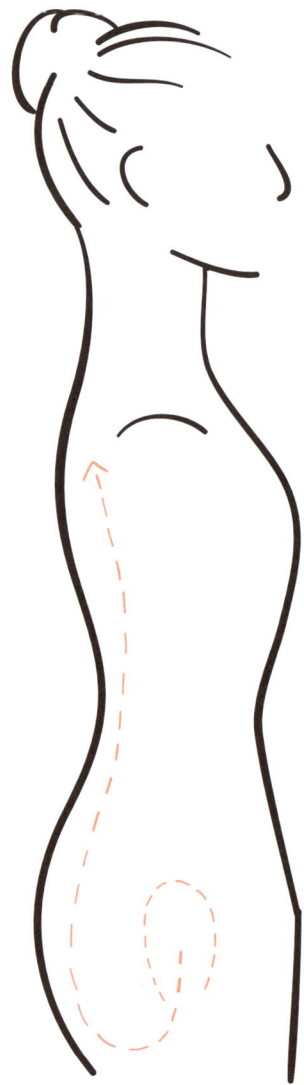

「 임맥의 분지 1 」

임맥의 주요 혈자리

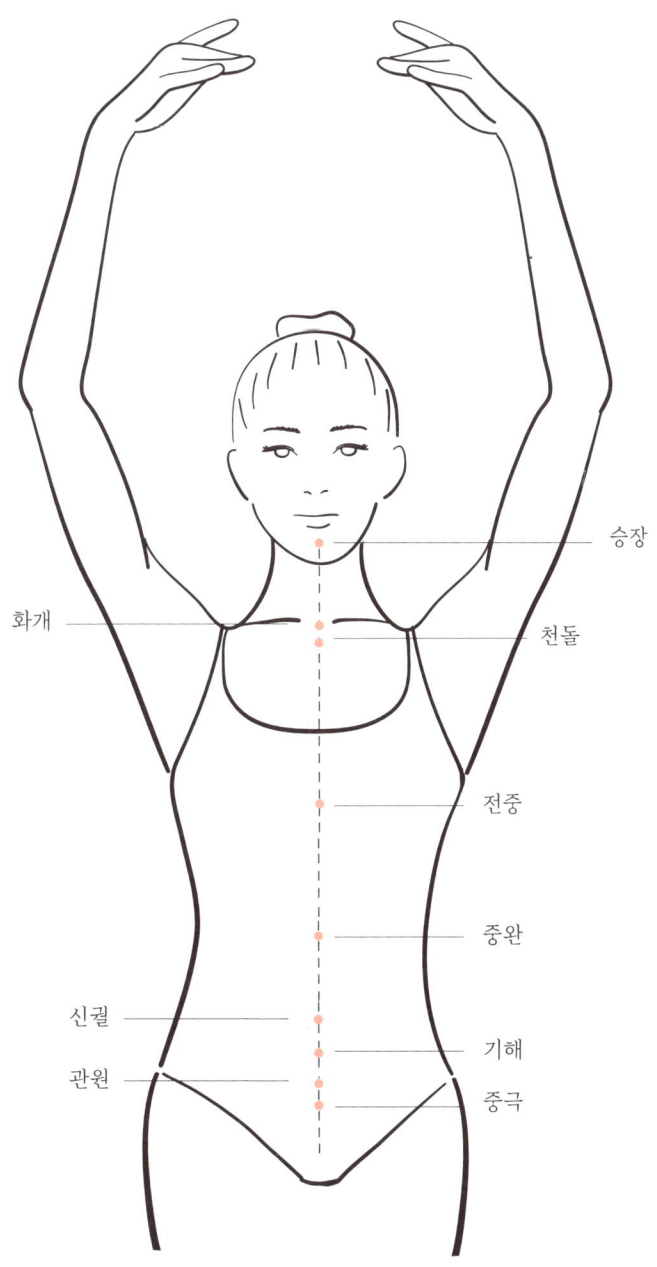

「 임맥의 혈자리 」

회음會陰

회음은 항문과 음기의 중간에 위치합니다. 임맥과 충맥 그리고 독맥이 모이는 곳이기 때문에 모일 회會를 써서 회음혈會陰穴이라고 합니다. 본 혈은 정수리의 백회혈百會穴과 통합니다.

중극中極

배꼽에서 손가락 네 마디 정도 내려간 지점에 위치합니다. 중극中極의 중中은 몸의 한가운데를 뜻하고, 극極은 인체의 가장 깊숙한 끝부분인 자궁 또는 명문을 의미합니다. 중극은 간, 비, 신 족삼음경과 임맥의 교회혈이자, 방광의 모혈[15] 입니다. 난임과 방광염을 치료하는 데 주요한 혈자리입니다.

<small>15 모혈募穴
가슴과 배의 혈 가운데에서 장부의 기가 모여드는 혈자리이다.</small>

관원關元

관원혈은 배꼽 아래로 손가락 세 마디 정도 떨어진 곳에 위치합니다. '단전' 또는 '하단전'[16] 이라고도 불리는 혈자리로 '원기의 관문'이라는 뜻을 가지고 있습니다. 생명력의 근원이 되는 곳입니다. 관원혈은 허증과 냉증을 치료하고 남성의 성 기능 저하, 전립선 비대, 유정, 빈뇨 등에 쓰입니다. 또한 여성의 여드름, 월경 불순, 난임, 산후복통, 인공유산 후유증, 하복부 냉증, 자궁내막염 등에 쓰입니다. 족삼음경과 임맥의 교회혈이자, 소장의 모혈로 하복부의 대표적인 혈자리입니다.

<small>16 하단전下丹田
하복부의 관원혈을 하단전이라고 하는데 하단전은 정精을 저장한다.</small>

기해氣海

배꼽 아래 손가락 두 마디 정도 되는 부분에 위치합니다. 기해氣海는 '원기의 바다'라는 뜻입니다. 폐기의 호흡과 관련이 있는 곳으로, 복부까지 깊게 호흡하여 기를 쌓는 혈자리입니다.

신궐神闕

배꼽 중앙에 위치하는 혈자리입니다. 신궐神闕은 '신神이 머무는 궁궐'이라는 뜻입니다. 신神은 우리 몸을 주관하고, 정신 활동의 오묘한 변화를 일으키는 주체입니다. 신장의 정精이 충족하면 심장의 신神이 왕성하고, 신장의 정精이 쇠하면 심장의 신神이 쇠퇴합니다. 신궐혈은 심장과 신장의 정기가 연결되어 교통하는 문입니다.

중완中脘

중완혈은 명치와 배꼽을 이은 선상의 중점에 위치합니다. 중완의 '중中'은 '중심'을 뜻하고, '완脘'은 '위장'을 말하는 것으로 위의 중심부에 있는 혈자리입니다. 위경련, 위궤양, 위염, 위산과다, 위무력증, 위하수증, 식욕 부진 등의 위장 질환을 다스리고, 후천의 기를 생성하는 대표혈입니다.

전중膻中

양 유두 사이의 정중선에 위치합니다. 탁한 기운으로부터 심장을 지키는 혈자리입니다. 기관지천식, 기관지염, 유선염, 부인병의 히스테리, 불면증, 화병에 쓰입니다. 가슴이 답답하고, 체한 느낌이 있거나 스트레스가 쌓일 때 지압해주면 좋습니다.

천돌天突

천돌혈은 흉강의 가장 높은 곳에 위치하여 연기가 나오는 굴뚝과 같은 곳입니다. 기관지천식, 기관지염, 심한 기침 등 기관지 질환 및 인후병 등에 쓰입니다.

화개華蓋

화개는 궁궐의 지붕을 말하는 것으로 오장육부를 뚜껑과 같이 덮고 있는 폐를 상징합니다. 흉골 정중선에서 첫 번째 갈비뼈 사이 공간과 같은 높이에 있습니다. 호흡기 질환, 순환기 질환, 인후염, 편도선염의 증상에 씁니다.

승장承漿

승장은 턱의 중앙부 정중선에 위치합니다. 족양명위경과 임맥, 독맥의 교회혈입니다. 반신불수, 구안와사, 입가로 침 흘리는 증상, 면종소갈, 말을 못하는 것, 입병, 삼차신경통 등을 치료합니다.

+ 한의학적 발레 견해 2

극단적 다이어트의 후유증, 혈부족

발레는 섬세하게 단련된 몸과 우아한 몸짓으로 풍성한 감흥을 전달하는 무용 예술입니다. 취미로 배우는 이들에겐 자세와 체형을 교정하고, 아름다운 바디라인을 만들 수 있는 기회를 열어주는 운동이 되기도 합니다. 그리고 한의학적으로 발레 기본 자세인 턴아웃은 골반을 교정하는 동시에 정과 혈을 하단전에 잘 모이도록 하여 냉증을 해소하고, 부인과 질환과 생식기 문제를 다스리는 좋은 양생요법으로 볼 수 있습니다

발레는 이토록 그 추종자들에게 신체적·정신적·영적으로 풍성한 만족과 이득을 안겨줍니다. 하지만 화려하고, 아름다운 발레 무대 이면에는 고충과 어려움이 내재하기도 합니다. 그중 하나는 다이어트입니다. 발레를 할 때 군살이 없는 아름다운 선을 표현하기 위해서는 다이어트가 불가피할 때가 많습니다. 하지만 극단적인 다이어트는 영양의 불균형을 초래하여 '혈부족' 또는 '혈허血虛'을 일으키기도 합니다. 혈은 여성들의 건강을 위한 핵심적인 요소인데 '혈부족'은 월경불순, 골다공증, 난임 등을 비롯한 수많은 병증의 뿌리가 됩니다. '혈부족'의 문제는 발레를 집중적으로 하는 이들뿐만이 아니라 다이어트를 오랫동안 해온 일반인들에게도 일어날 수 있습니다.

무용수 건강을 위협하는 '혈부족'

발레리나의 경우 대부분 초경 전부터 발레를 시작하게 되는데 이때 불균형적인 식이습관을 갖거나 무분별한 다이어트를 하게 되면 성장기에 필요한 충분한 영양이 공급되지 않아 혈부족 증상이 나타날 수 있습니다. 그리고 예술적 표현과 공연에 대한 심리적인 스트레스 및 압박감은 심장의 화기로 작용하여 혈을 더욱 마르게 합니다.

발레 무용수는 누구보다 더 많은 혈이 필요합니다. 매일 반복되는 강도 높은 훈련과 연습은 혈의 영양 물질을 기반으로 에너지를 공급받기 때문입니다. 혈부족 상태에서 발레 연습을 강행하다 보면 안 그래도 부족한 혈을 더 끌어다 써야 하는 상황이 벌어질 수 있습니다. 이는 혈의 극심한 허증을 야기하여 다양한 증상을 일으키기도 합니다. 혈부족의 대표적인 증상은 다음과 같습니다.

[혈부족 증상]

생리불순, 급격한 노화, 부종, 칙칙한 안색과 잡티,
탈모, 건조증, 불면증, 만성변비, 빈혈, 골다공증 등

혈부족은 무용수의 건강을 위협하는 것뿐만 아니라 각 기관으로의 혈액 순환과 산소 공급을 어렵게 해서 무용수가 최상의 능력을 발휘하는 데 방해 요소가 될 수 있습니다. 또한 부상을 당했을 때 후유증이 크거나 회복이 더디게 되는 결과를 초래할 수 있습니다.

그렇다면 혈은 어떻게 생성될까요? 동의보감에서 혈은 음식물로부터 생기는데 소화기가 음식물의 수곡지기를 받아 그 가운데서 얻은 정밀한 물질이 붉게 변화된 것이 혈이라고 하였습니다. 혈의 주요 재료는 음식물을 통해 흡수된 수곡의 정

밀하고, 미세한 영양 물질입니다. 극단적인 식이 제한으로 음식물의 섭취량이 현저히 적어지면 혈의 재료가 부족하여 혈의 생성이 어려워집니다. 또한 다이어트와 반복된 요요현상 등으로 소화기 자체가 망가져서 혈의 생성 기전이 깨져 있는 경우도 있습니다.

발레는 혈이 거하는 집인 골반의 기틀을 안정적으로 세우고, 반복된 훈련을 통해 혈을 응축시키는 에너지를 키워줍니다. 골반 정렬과 혈을 모으는 기운은 혈을 갈무리하기 위한 최상의 조건 중 하나이지만 정작 혈 자체가 부족하면 정성껏 준비한 파티에 주인공이 빠져 있는 모습과 같습니다. 이때는 충임맥의 혈을 채우는 것이 중요합니다. 발레리나의 아름답게 정렬된 골격 안에 정과 혈이 잘 채워진다면 안과 밖의 건강이 적절히 조화를 이룬 이상적인 상태를 유지할 수 있을 것으로 기대됩니다.

특히 성장기를 지나고 있는 어린 무용수들에게 혈을 채우는 것은 필수적입니다. 성장기의 어린 무용수들 또는 혈부족 증상을 겪는 무용수들에게는 숙면, 통곡물 섭취, 정혈 다이어트, 녹용보약을 추천합니다.

숙면

밤에 숙면을 취하는 것은 음기를 기르고, 혈을 생성하는 데 필수적입니다. 특히 밤 10시에서 새벽 2시 사이에는 성장 호르몬이 집중적으로 분비되기 때문에 이 시간에는 깊은 잠을 잘 수 있도록 합니다. 잠은 몸에 쌓인 정신적 스트레스와 근골격계의 피로를 풀어주고, 정혈을 생성하여 면역력을 높여줍니다.

한편 자신을 관리하며 최상의 모습을 무대에서 발산해야 하는 무용수들이 공연에 대한 부담감이나 심리적 불안 요소로 숙면을 하지 못하는 경우도 있습니다. 이때는 심장의 두근거림과 불안한 것을 잘 풀어내어 마음을 안심시키는 한방 치료약을 복용하는 것이 도움될 수 있습니다.

통곡물 섭취

정혈精血은 음식물에서 생성됩니다. 그러나 달고 자극적인 음식물에서는 정精이 잘 생기지 않습니다. 음식물 중에서도 통곡물은 토土의 중화시키는 기운을 가지고 있어서 담담하고 화평한 성미를 가지고 있습니다. 곡식은 정精과 혈血을 기르고 기氣를 보양하며 사람의 생명을 유지하도록 합니다.

이 중에서도 쌀의 적절한 섭취는 반드시 필요합니다. 쌀은 기氣와 정精을 만드는 데 핵심적 역할을 하는 주요 식재료이기 때문입니다. 잦은 다이어트와 요요 현상으로 소화기가 약해진 경우엔 쌀을 미음이나 죽과 같이 끓여서 곡식의 정精을 섭취하는 것이 도움이 됩니다. 단, 같은 쌀이라고 하여도 영양소가 풍부한 현미 섭취를 권장합니다.

정혈 다이어트

몸무게나 체지방률을 낮추는 것만이 다이어트의 전부일까요? 무용수로서의 건강한 수명을 늘리기 위한 다이어트는 몸무게나 체지방률 이슈를 넘어선 그 이상의 부분을 다룰 필요가 있습니다. 한의학에서 다루는 비만의 용어 중 '비이불택肥而不澤'이라는 말이 있습니다. 비이불택肥而不澤은 '살이 쪘으나 혈이 부족하여 윤택하지 못한 상태'를 말합니다. 일반적인 다이어트는 '비肥(지방)'를 줄이는 데만 집중하는 경향이 있는데, 다이어트를 할 때는 '비肥'와 '불택不澤' 두 가지를 동시에 다스릴 필요가 있습니다. 무용수의 성공적인 다이어트와 윤택하고, 건강한 몸을 위해 '정혈 다이어트'를 추천합니다. 정혈다이어트는 혈부족 증상을 겪는 무용수 외에도 소화불량, 탈모, 생리불순, 노화, 피부잡티, 건조증 등의 병증을 가진 경우 또는 출산 및 중년 이후의 다이어트로도 적절합니다.

정혈 다이어트는 우리 몸을 비대하고, 허번한 지방 대신 부피는 작지만 영양분이 축적된 정혈로 채워가는 다이어트 방법입니다. 키로수와 체지방률 감소와 함께 머리숱, 피부 안색, 생리 주기, 뼈 건강까지 같이 잃어버리는 일이 없도록 방지하고, 다이어트를 매개로 오히려 건강한 몸과 섬세한 선을 되찾을 수 있도록 합니다.

성장기 발레리나의 녹용보약

녹용보약은 정혈精血을 채우는 대표적인 보약입니다. 어린 무용수들은 정혈精血이 충만해야 뼈가 채워지고, 뇌 기능이 발달하며, 키가 성장합니다. 충만한 혈은 또한 관절을 부드럽게 하고, 유연성을 높여서 최상의 기량을 발휘할 수 있도록 합니다. 혈이 충만하면 조직 세포의 재생력이 높아지기 때문에 훈련 중 부상을 당하더라도 빨리 회복할 수 있습니다. 무엇보다 충만한 혈은 정상적인 월경이 이루어지도록 하고, 이는 향후 건강한 임신과 출산으로 이어집니다.

녹용보약은 또한 심장을 편안하게 하여 무용수의 정신적 스트레스와 압박을 이겨낼 수 있는 마음의 힘을 공급합니다. 더불어서 면역력을 높이고, 기후 적응력을 높여줍니다. 녹용보약은 자라나는 무용수들의 튼튼한 성장을 이끌어주는 조력자가 될 수 있습니다.

+ 한의학적 발레 견해 3

발레 부상 및 후유증을 다스리는 한의학적 치료

영화 '패딩턴'은 페루에서 새로운 가족을 찾아 영국까지 온 꼬마곰 패딩턴의 이야기를 그린 것입니다. 다행히 패딩턴은 기차역의 lost & found 앞에서 브라운씨 가족을 만나게 되어 함께 생활하게 됩니다. 그리고 패딩턴은 브라운씨 집에서 여러 가지 해프닝을 일으키죠. 브라운씨 가족 중 할머니가 등장하는데 하루는 이층 화장실에서 벌어지고 있는 물난리를 직감한 듯 태풍이 불 것 같다면서 "내 무릎은 거짓말을 하지 않아. 기상청보다 정확해."라고 말하는 장면이 나옵니다.

할머니의 무릎은 왜 날이 흐리거나, 찬 습기가 차거나, 비 또는 태풍이 올 것 같은 날마다 매번 아프기가 기상청보다 정확할까요? 한의학적인 관점으로 볼 때 이는 어혈과 관련이 있습니다. 발레 부상이나 후유증이 있는 경우에도 비슷한 상황이 발생합니다. 날이 흐리면 근육통이나 관절통이 더 심해지거나, 부상 부위에서 통증이 재발하기도 하는데 이는 평소에 흩어져 있던 어혈이 차고, 습한 외부 환경과 날씨 변화에 의해 더욱 뭉쳐서 기혈을 정체시키기 때문입니다.

발레 전공자든, 취미 발레인이든 부상이나 후유증은 발레에 집중하는 데 큰 걸림돌이 될 수 있습니다. 발레 무용수는 반복적이고, 강도 높은 훈련을 통해 고난이도의 기술을 발전시켜야 하는 직업적 특성상 스트레스 골절이나 염좌 등의 잦은 부상에 노출되어 있고, 부상을 당하더라도 충분한 휴식을 취하기 어려운 실정입니다. 이로 인해 무용수로서의 활동의 한계에 직면하는 경우도 적지 않습니다. 또한 다이어트, 자세 교정, 취미 생활을 목적으로 발레를 찾는 분들 가운데서도 자칫 잘못된 자세로 무리하게 동작을 따라 하다가 부상을 당하는 일이 발생하기도 합니다.

발레 부상은 과도한 긴장과 유연성 및 근력 부족 또는 관절과 근육의 무리한 사용 등으로 인해 일어납니다. 특히 하지를 중심으로 하는 발레 동작의 특성상 발, 발목, 다리, 무릎, 골반, 허리 주변의 근육과 관절에서 대부분의 부상이 발생합니다. 이때 근육과 관절 질환의 주요 병인이 되는 어혈을 다스리는 것은 발레 부상과 후유증 치료의 지름길이 될 수 있습니다.

어혈이란 무엇인가?

혈이 정상적으로 흐르지 않고 경맥經脈 내에 정체되어 있거나 경맥 바깥으로 새어 나와 조직 틈 사이에 쌓여 있는 것을 어혈瘀血이라고 합니다. 어혈은 경락과 기혈의 운행을 저해하여 근골격계와 장부의 병증을 일으킵니다. 어혈은 '죽은 피', '축혈蓄血', '악혈惡血' 등으로 불리기도 합니다.

어혈의 증상

어혈이 고여 있으면 주로 쑤시고, 찌르는 듯한 통증이 나타납니다. 어혈은 관절통, 근육통, 관절염, 두통 등을 일으키고, 순환기장애와 신경정신과 질환 등의 원인이 됩니다. 그리고 어혈을 제거하지 않고 오랫동안 방치하면 덩어리(종괴)가 생길 수 있습니다.

어혈의 증상이 있는 경우 온열요법이나 마사지 등은 보조적으로 도움이 됩니다. 혈액 순환을 촉진하여 뭉친 기운을 풀어주면 고여 있던 어혈이 흩어지면서 통증이 완화되기 때문입니다. 하지만 날이 흐려지고, 몸이 차가워지거나, 혈액 순환이 어려워지면 어혈의 뭉침이 다시 반복되어 통증이 재발할 수 있습니다.

어혈이 있으면 피부색이 청자색으로 어둡고, 칙칙한 안색을 띠거나 기미와 잡티가 쉽게 생겨납니다. 그리고 피부가 건조하고, 거칠어집니다. 뿐만 아니라 어혈은 생리불순, 생리통, 자궁내막염, 난소낭종, 자궁근종, 습관성 유산, 난임, 자궁출혈, 산후풍 등의 부인과 질환과도 깊게 관련되어 있습니다.

어혈의 발생 원인

❶ 외상, 부상

염좌를 비롯하여 골절상, 타박상, 추락상 등의 부상은 어혈을 일으킵니다. 따라서 외상이나 부상 후 어혈을 제거하는 치료는 빠른 회복과 후유증 방지를 위해 반드시 수반되어야 합니다. 손상 부위의 회복을 위해서는 기혈이 원활하게 공급되어 자양 작용이 일어나야 하는데 어혈로 인해 혈맥이 막히면 재생력이 떨어지고, 회복 속도가 더디게 됩니다. 뿐만 아니라 어혈을 제거하지 않고, 방치할 경우 시간이 지나도 부종과 통증, 마비 등의 후유증이 남는 경우가 많습니다.

❷ 교통사고

교통사고는 어혈을 일으키는 주요 요인 중 하나입니다. 교통사고 당시의 부상은 1차적인 어혈을 일으킵니다. 그리고 사고의 충격으로 심장의 열이 일어나 혈맥이 끓어오르면 경맥 밖으로 혈이 넘쳐나게 되면서 2차적인 어혈이 발생합니다.

❸ 외과적 수술

외과적 수술도 어혈을 일으키는 요인이 됩니다. 수술시 출혈된 피가 완전히 제거되거나 배출되지 못하고, 체내에 남아 있는 경우입니다. 어혈은 수술 후 일어나는 후유증의 발생 원인 중 하나입니다.

❹ 발열성 질환, 스트레스

발열성 질환이나 심한 스트레스에 의해 열이 치성하게 되면 경맥의 혈이 넘쳐나 출혈이 일어납니다. 경맥 밖으로 출혈된 혈은 조직 틈과 말초에 응결되어 어혈의 병증을 일으킵니다.

❺ 유산, 출산

유산 후 혹은 출산 후에는 대량의 어혈과 오로가 발생합니다. 따라서 유산이나 출산 후에도 반드시 어혈과 오로를 제거하는 치료가 필요합니다. 그 밖에도 월경불순, 생리통, 자궁근종, 자궁내막증, 골반염 등의 부인과 질환은 골반 내 어혈과 깊은 관련이 있습니다.

어혈의 치료법

상기와 같은 어혈의 요인이 되는 과거력이 있는 상태에서 발레를 하게 되면 근육통이나 관절 질환의 발생 확률이 더욱 높아지고, 부상의 위험 또한 상승합니다. 또한 일반적인 치료를 받아도 쉽게 재발되거나 회복이 더딜 수 있습니다. 저조한 컨디션이 이어지면서 쏟아 붓는 노력에 비해서 결과가 만족스럽지 않을 수도 있습니다.

'통즉불통通卽不痛 불통즉통不通卽痛'이라는 말이 있습니다. '통하면 아프지 않고, 통하지 않으면 아프다'라는 뜻입니다. 어혈을 제거하여 기혈 소통에 막힘이 없어지면 통증에서 자유로워질 뿐만 아니라 더욱 효율적인 발레 성과를 기대할 수 있습니다. 특히 골반 내의 어혈을 제거하는 치료법은 K라인의 뿌리를 강화하여 전신의 근육과 관절을 부드럽고, 유연하게 풀어주는 효과를 가져 옵니다.

어혈을 제거하는 데는 혈이 잘 순행하도록 하는 한약 처방과 어혈을 제거하는 침 요법을 병행하는 '활혈거어活血祛瘀' 치료법을 추천합니다. 발레 무용수는 섬세하게 몸을 만들어가야 하는 만큼 무용수들에게서 주로 일어나는 부상의 패턴과 병증을 깊이 이해하고 있으며, 전문적으로 어혈 제거 시술을 시행할 수 있는 한의사의 도움을 받을 것을 권장합니다.

+ 한의학적 발레 견해 4

발레와 한의학으로 어깨 내리기

어깨 라인을 좌우하는 승모근

발레 무용수의 어깨 라인을 좌우하는 승모근[17]은 목과 어깨의 넓고, 평평한 삼각형 모양의 근육으로 어깨뼈를 움직이고 팔을 지탱하는 근육입니다. 승모근은 크게 상부, 중부, 하부로 나뉩니다. 근 전체가 수축하면 견갑골을 안쪽으로 끌어당기고, 상부의 근은 어깨를 올려주며, 하부의 근은 올라간 어깨를 내려줍니다. 발레리나 상체를 만드는 데는 승모근의 하부를 중심으로 어깨를 내리는 훈련을 시행하는 것이 중요합니다.

승모근의 또 다른 이름, '스트레스 근육'

승모근은 '스트레스 근육'이라고 불릴 정도로 긴장과 스트레스에 민감하게 반응하는 근육입니다. 스트레스로 인해 승모근의 위쪽이 수축하게 되면 어깨가 위로 올라가게 됩니다. 승모근이 긴장하게 되면 어깨 라인이 어그러지는 것뿐만 아니라 어깨와 등 뒷목이 뻐근한 느낌이 들거나 바늘로 찌르는 듯한 찌릿찌릿한 통증이 나타나기도 합니다. 발레를 하는 분들이라면 무엇보다도 승모근 관리가 필수입니다.

---

[17]
승모근
(trapezius)
승모근은 후두골에서 경추, 흉추에 걸쳐 시작하여 견갑골과 쇄골에 붙어 있다.

발레인의 승모근 관리의 필요성

발레는 단순한 운동이 아닌 예술의 영역에 놓여 있습니다. 어깨와 목으로 이어지는 상체의 선은 예술적 무드와 감정을 풍부하게 전달하는 일종의 언어 수단입니다. 그만큼 상체의 작은 각도와 선의 차이라도 무대에서의 전체적인 감정 표현과 뉘앙스를 전달하는 데 예민하게 작용할 수 있습니다. 따라서 무용수들은 최상의 컨디션을 유지하며 작은 변화를 만들어내기 위해 플로어 위에서 땀 흘리며 고군분투하고 있습니다.

하지만 섬세하게 몸을 만들어가야 하는 부담감과 공연에 앞선 긴장감, 치열한 경쟁, 다이어트로 인한 스트레스 등은 무용수의 심리적 압박감을 높일 수 있습니다. 이는 상부 승모근 긴장으로 이어집니다. 승모근 경직은 어깨를 위로 솟게 하고, 통증을 일으켜서 견갑대가 제대로 배치되는 데 쏟는 노력을 반감시킵니다. 자세를 취하기 전부터 근육이 경직되어 있으면 원하는 움직임을 표현하기 위해서 평소보다 더 많은 에너지가 필요하고, 이는 훈련의 효율성 저하로 이어질 수 있습니다.

반면 승모근이 뭉침 없이 부드러운 상태라면, 긴장하지 않고 훈련에 집중할 수 있겠죠. 승모근이 예술 표현의 방해 요소가 아니라 풍부한 감정을 표현할 수 있는 매개체가 될 수 있도록 승모근 경직은 바로 풀어주어야 합니다.

승모근 관리에 대해

긴장된 상부 승모근 관리를 위해 스트레칭이나 온열요법, 마사지 등 다양한 방법이 시행되고 있습니다. 또한 특별한 날을 앞두고 승모근 보톡스 시술을 감행하기도 합니다. 이러한 관리 요법은 뭉친 근육을 풀어주고, 어깨를 끌어내리는데 도움이 되긴 하지만 근원적인 해결책은 아닙니다. 이들은 증상에 대응하는 하나의 방편일 뿐이지 원인을 다스리는 것이 아니기 때문입니다. 어깨 관리를 할 때는 승모근 경직의 원인을 풀어주는 근원적인 해법이 바탕이 되었을 때 효율적 성과를 얻을 수 있습니다.

승모근 경직의 원인, 심화心火

'오지과극화화五志過極化火'라는 한의학 용어가 있습니다. '화냄, 기쁨, 생각, 우울, 두려움'의 성정이 과도하고, 오래되면 화火로 전환된다는 의미입니다. 생활 속에서 흔히 발생하는 정서가 너무 과도하면 심장을 위협하는 불기운으로 작용합니다. 심지어는 '기쁨'과 같은 긍정적인 측면의 성정도 너무 과하면 화기火氣로 변화됩니다. 그 외에도 놀람, 스트레스, 트라우마 등은 심화心火의 또 다른 원인입니다.

심장의 불기운은 가슴 두근거림을 일으킵니다. 이는 경맥의 혈이 넘쳐나게 하여 어혈을 발생시킵니다. 그리고 어혈은 심장의 화기를 따라 위로 올라와서 승모근 뭉침, 어깨 솟음, 통증 등의 증상을 일으킵니다. 심화心火는 승모근 경직의 근본적인 원인 중 하나입니다.

심화心火 끄기

심장은 우리 몸의 군주입니다. 군주를 불기운으로부터 지키는 것은 온 나라를 지키는 것과 같습니다. 군주가 무너지면 백성이 흩어지고, 나라가 혼란스러워지기 때문입니다. 군주를 위협하는 가장 큰 적군은 심화心火입니다.

심화는 초기에 가슴 두근거림, 불안, 불면 등의 증상을 일으킵니다. 그리고 경맥 밖으로 혈이 넘쳐나게 하여 어혈을 발생시킵니다. 어혈은 위로 올라가 승모근 뭉침과 어깨 통증, 두통이나 편두통 등을 일으키기도 합니다. 작은 불씨가 번지면 큰불로 세력이 확장됩니다. 화열이 점점 심해지면 입마름, 비염, 안구 건조, 이명,

피부 건조, 잡티, 가려움증 등의 증상이 발생할 수 있습니다. 그 밖에 심화는 손 떨림, 틱 증상, 건망증, 치매, 소화기 장애, 탈모, 대사성 질환, 부인과 질환, 남성의 생식기 질환 등 다양한 범주로 확대되기도 합니다.

작은 화재라도 그냥 내버려 두면 큰 재해를 입을 수 있습니다. 불은 번지기 전에 바로 잡아야 하죠. 심화를 잡는 가장 좋은 방법은 작은 불씨일 때 바로 꺼주는 것입니다. 심장은 쉴 새 없이 바뀌는 심리 변화에 예민하게 반응하는 장부인 만큼 생활 속의 작은 긴장, 스트레스, 갈등, 놀람 등의 자극이 있을 때 심장의 화기가 일어나 두근거림과 불안증이 나타날 수 있습니다. 이런 증상을 간과하지 않고, 심장의 불을 바로 꺼주어 몸을 다스리는 것은 사소하지만 꽤 슬기로운 습관이자 치료법이 될 수 있습니다.

한의학적으로 심장의 화기를 꺼주는 방법은 다양합니다. 그중에서 심장의 화기를 다스리고, 마음을 편안하게 안심시키는 한약재를 위주로 한 '심장보약'도 하나의 대안이 될 수 있습니다. 심장보약은 평소 쉽게 마주치는 작은 불씨를 꺼주는 작용을 합니다. 심장의 화기를 꺼주면 심장의 두근거리는 것이 잠잠해집니다. 두근거림이 잡히면 마음이 편해지고, 불안감이 해소됩니다. 이때 심장보약과 더불어 어깨와 뒷목과 등에 고여 있는 어혈을 제거하는 요법을 병행하면 원인과 결과 양쪽을 다스리는 더욱 효과적인 방법이 될 수 있습니다.

결론적으로 심화를 다스리는 것은 무용수의 승모근 뭉침, 어깨 솟음의 증상을 해소하고, 아름다운 어깨라인을 만들어가는 데 근본적인 해결책이 될 수 있습니다. 또한 심장의 담담한 컨디션은 긴장과 두려움을 잠재우고, 나 자신을 안정적으로 운영하여 하나의 뜻에 집중하도록 이끄는 정신력의 토대가 됩니다.

발레로 어깨 내리기

스마트폰 및 전자기기의 잦은 사용과 강도 높은 정신노동에 시달리는 현대인들에게 심장의 화와 승모근 뭉침 그리고 어깨 솟음은 고질적인 병변이 될 수 있습니다. 이와 더불어 거북목, 굽은 등의 증상도 흔히 나타납니다. 이를 보완하기 위해 꾸준한 발레 연습을 통하여 어깨를 내리고, 자세를 교정하며, 심화를 다스리는 한의학적 방법을 병행하는 것은 승모근 관리에 좋은 해결책이 될 수 있을 것으로 보입니다.

발레리나의 가냘픈 듯 우아한 어깨 라인과 긴 목은 상체 라인을 더욱 아름답게 만들어줍니다. 하지만 품위 있는 어깨는 발레리나만의 전유물이 아닙니다. 일반 성인, 출산과 육아를 거친 엄마들, 중장년층 누구라도 꾸준한 발레 연습을 통해 아름다운 어깨선을 소유할 수 있습니다. 발레의 기본 자세는 어깨를 내려주고, 등과 말린 어깨를 펴주며, 짧은 목을 길고 우아하게 만들어줍니다. 어깨선 높이의 작은 차이는 분위기와 기세를 전환시켜줍니다.

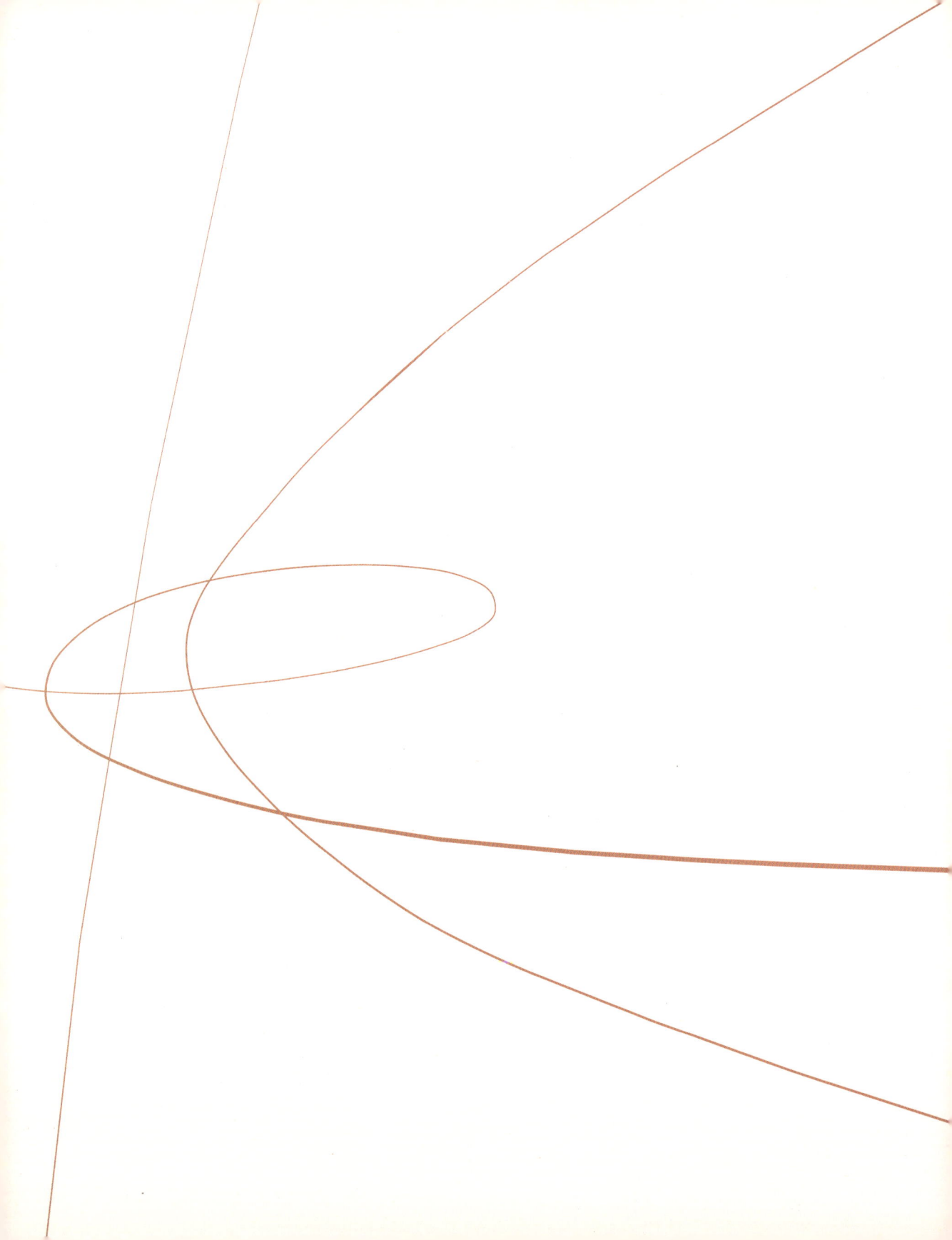

6장
독맥

독맥은 모든 경맥의 기준선이고, 독맥의 첫 번째 혈인
장강혈은 모든 혈자리의 우두머리로 기혈 순환의 중심에 있습니다.
K라인은 독맥의 장강혈을 기준점으로 삼아 연동됩니다.

독맥督脈

우리 몸의 기준선

　과거 초등학교에서는 학생들이 운동장에 모이는 조회 시간이 주기적으로 있었죠. 이때 선생님께서 한 명을 기준점으로 정해주시면, 그 뒤로 선 줄은 기준선이 됩니다. 기준점이 된 친구는 그곳에 뿌리를 내린 듯 서 있어야 했고, 나머지는 기준점과 기준선을 중심으로 모였다가 흩어지기를 반복하며 열심히 뛰어야 했습니다. 우리 몸에도 이러한 기준선과 기준점이 있습니다.

　장자가 이르길 '연독이위경緣督以爲經'이라 하였습니다. '독맥으로 기준을 삼는다.'라는 뜻입니다. 독맥은 허리와 등 뒤의 가운데로 지나며 양경陽經을 다스립니다. 군대를 통솔하는 지휘자와 같은 경맥입니다. 독맥은 모든 경맥의 기준선이고, 독맥의 첫 번째 혈인 장강혈은 모든 혈자리의 우두머리로 기혈 순환의 중심에 있습니다. K라인은 독맥의 장강혈을 기준점으로 삼아 연동됩니다.

양맥의 바다

독맥은 '양맥陽脈[18]의 바다'입니다. 독맥은 등의 정중선을 따라 흐르는데, 양맥陽脈은 모두 독맥에 흘러들어 양맥의 바다를 이루고 있습니다. 이로써 독맥은 전신의 양경을 다스리고, 총괄합니다.

뇌와 신장의 연결선

독맥은 신장에 속하고, 척추 내부를 상행하여, 뇌로 들어갑니다. 그리고 맑고 강한 독맥의 기운은 머리를 맑게 하고, 눈빛을 빛나게 합니다. 신장의 정精[19]은 수髓를 생성하고, 독맥은 수髓[20]가 오르내리는 길이며, 뇌는 '수髓의 바다'가 됩니다. 독맥은 뇌와 신장을 연결하는 중요한 경맥선입니다.

---

[18] 양맥陽脈
인체의 양陽 부위를 위주로 흐르는 경맥이다.

[19] 정精
정精은 신장에 저장되어 생식과 생장 및 발육을 촉진한다. 또한 수髓를 생성하여 뇌의 정신 활동을 왕성하게 한다.

[20] 수髓
골수骨髓, 척수脊髓, 뇌수腦髓 등을 포괄하는 개념이다.

독맥의 병증

독맥에 침범하는 사기

독맥에 어혈이 정체되거나 습한 기운이 뭉치게 되면 허리, 등, 목, 어깨 등에 통증이 발생하고, 근육이 뻣뻣해집니다. 이는 잘못된 자세의 원인이 되기도 하고, 척추 질환으로 발전하기도 합니다. 또한 사기邪氣가 독맥을 따라 뇌로 들어가면 발작적인 의식장애 또는 경련 등의 증상이 나타납니다.

독맥의 허증

독맥이 허하면 뇌에 공급되는 정수가 부족해집니다. 이로 인해 어지러움, 인지 기능 저하, 기억력 감퇴, 두통, 머리 떨림 등의 증상이 일어날 수 있습니다.

독맥의 불화증

독맥은 아랫배의 자궁 또는 하단전에서 시작됩니다. 독맥이 조화롭지 못하면 남성과 여성의 생식기 질환이 발생합니다.

독맥의 순행 노선

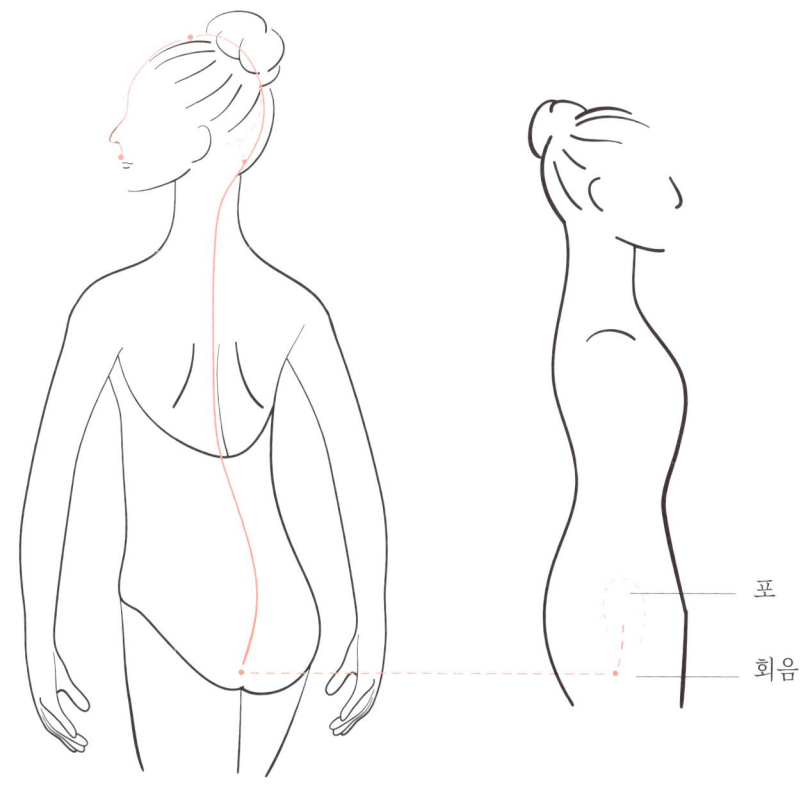

「 독맥의 주요 순행 부위 」

주요 순행 노선, 정기 승강의 고속도로

　독맥은 하복부 내에 있는 포胞에서 시작하여 회음으로 나옵니다. 척추를 따라 올라가 뒷 목의 풍부혈에서 뇌로 들어갑니다. 뒷목에서 다른 줄기는 그대로 머리 정중선을 따라 정수리, 이마, 코, 윗입술을 지나서 윗잇몸의 은교혈에 이릅니다.

독맥의 분지 1 : 신장과 독맥의 결합선

척추에서 나와 신장에 들어갑니다.

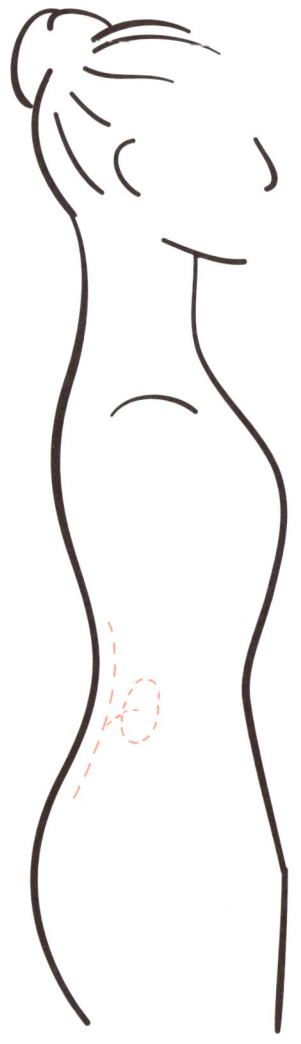

「 독맥의 분지 1 」

독맥의 분지 2 : 독맥과 임맥의 결합선

아랫배에서 바로 올라가서 배꼽을 지나고, 심장을 관통하여 다시 올라가 아래턱에 이르고, 입 주위를 돕니다. 그리고 양쪽으로 상행하여 눈의 아래까지 도달합니다.

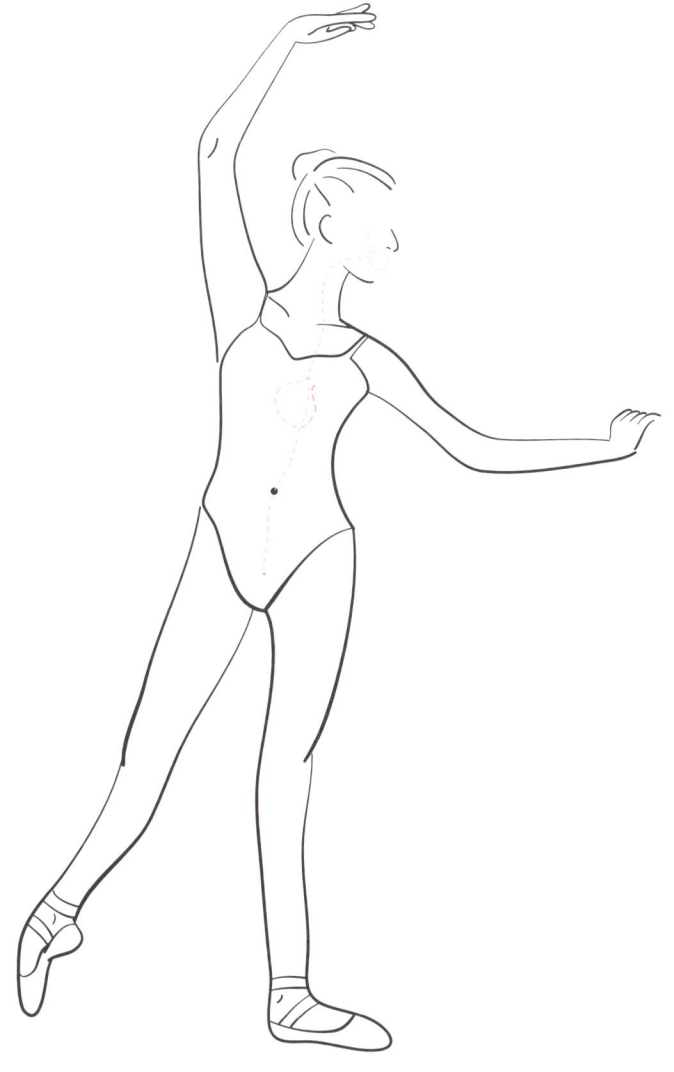

「 독맥의 분지 2 」

독맥의 주요 혈자리

장강長强

장강혈은 꼬리뼈 하단과 항문 사이에 위치합니다. 장강혈은 전신 모든 경혈의 우두머리로 임맥과 독맥을 통하게 하여 기혈을 운행하는 순환고리의 시작점입니다.

요양관腰陽關

요양관은 양쪽 엉덩뼈 능선의 중앙점에 위치하는 혈로 생명의 원기가 나오는 관문입니다. 양기가 약화되어 허리와 하복부에 냉한 기운이 도는 것을 다스립니다. 또한 요양관 양쪽에는 '대장수大腸兪'라는 혈자리가 있습니다. 요양관은 대장과 통하는 혈자리로 변비를 치료합니다.

명문命門

명문은 척추 가운데 선의 배꼽과 같은 높이에 있습니다. (단 노인이나 경산부의 경우 배꼽이 낮은 위치에 있을 수 있습니다.) 생명력의 원천이 되는 문으로 선천의 원기가 출입하는 곳입니다. 명문은 신장의 원기를 촉진하는 혈자리로 요통, 유뇨, 유정, 정력감퇴, 대하, 자궁내막염, 자궁출혈 등을 다스립니다. 명문혈 양쪽의 약 3cm 떨어진 곳에 '신수혈腎兪穴'이 위치하는데, 신수혈은 신장과 관련이 깊은 혈자리입니다. 명문과 양쪽의 신수혈을 양 손으로 마찰하여 문지르는 것은 신장의 원기를 북돋아주는 좋은 운동법입니다.

지양至陽

지양은 양쪽 견갑골 하단을 연결선의 중간점에 위치합니다. 양陽이 극에 달하면 음陰으로 돌아가게 됩니다. 따라서 지양은 양기가 상충하는 것을 멈추게 하는 혈자리입니다. 위장병, 소화불량, 식욕 부진, 딸꾹질, 천식 등을 다스리며 열이 올라오는 것을 치료합니다.

신도神道

신도혈은 제5, 6번 흉추 극돌기의 사이에 위치합니다. 신도는 심장의 정기가 통하는 혈입니다. 신도혈 양쪽에는 '심수혈心兪穴'이 있습니다. 독맥은 등 뒤에서 심장과 통하며, 심장을 보좌합니다. 본 혈은 스트레스, 신경성 질환, 두근거림, 건망증, 두통을 다스립니다. 정신 기능을 조절하고, 심장성 질환을 치료하는 혈입니다.

신주身柱

신주혈은 양쪽 견갑골 안쪽 사이의 중앙점에 위치합니다. '주柱'는 집의 기둥을 뜻하는 것으로 신주身柱는 '신체의 대들보'를 의미하고 있습니다. '폐수혈肺兪穴'이 신주혈 양쪽에 위치합니다. 본 혈은 기관지염, 폐렴, 천식, 정신병, 스트레스, 히스

테리 등을 치료합니다. 신주혈은 특히 소아의 체력과 면역력을 높여주는 중요한 혈입니다.

대추大椎

대추혈은 목을 앞으로 구부릴 때 가장 높은 곳에 나타나는 둥글게 돌출한 뼈 바로 밑에 위치합니다. 양쪽 어깨 끝을 연결한 선의 중점이기도 합니다. 대추大椎는 양경락이 모두 모여서 '양맥의 바다'를 이루는 독맥의 중요한 혈자리입니다. 이곳에 충만한 양기는 감기를 예방하는 작용을 합니다. 초기 감기열에 본 혈자리를 따뜻하게 하여 땀을 내면 열이 금방 풀어집니다. 또한 대추혈은 맑은 기운을 뇌에 공급해 정신을 안정시켜줍니다. 그 외에도 기관지염, 천식, 폐결핵, 두통, 경추 디스크 등을 치료하는 혈자리로 쓰입니다.

풍부風府

풍부혈은 머리 뒤쪽 두개골과 목뼈가 만나는 부위의 움푹 들어간 곳에 위치합니다. 풍부風府는 '바람이 모이는 곳'이라는 뜻입니다. 병의 원인이 되는 풍사風邪[21]가 이곳에 모이게 됩니다. 뒷목이 뻣뻣하고 통증 있는 것, 감기, 두통, 중풍으로 인한 언어장애, 정신과 질환을 다스립니다. 특히 감기의 원인이 되는 풍사가 들어오는 곳이기 때문에 풍부가 있는 뒷목은 스카프 등으로 가려주는 것이 감기 예방에 좋습니다.

---

[21] 풍사 風邪
질병의 원인으로 작용하는 바람의 기운을 말한다.

뇌호腦戶

뒷머리 침골의 아래쪽에 위치합니다. 뇌호腦戶는 '뇌로 통하는 출입구'를 뜻합니다. 머리는 항상 차게 해야 하는데, 뇌호 부위를 지압하면 머리에 쌓인 열을 방출하여 눈과 머리가 맑아지는 효과를 볼 수 있습니다.

백회百會

백회는 머리 정중선과 양쪽 귀 끝을 연결한 선의 교차점에 위치합니다. 머리는 모든 양기陽氣가 모이는 곳입니다. 백회百會는 독맥, 방광경, 삼초경, 담경, 간경의 경맥이 교회하는 혈자리로 여러 경맥이 모이는 곳이라는 뜻을 가지고 있습니다. 두통, 어지러움, 고혈압, 불면 등을 치료하고, 전신 질환의 치료에 두루 쓰입니다.

상성上星

이마의 헤어라인 정중선에서 2cm 정도 위에 위치합니다. '하늘의 밝은 빛을 내는 별'이라는 뜻을 가지고 있습니다. 하늘의 기운이 코로 통하는 곳으로 코와 눈을 맑고, 명쾌하게 하여 두통, 비염, 축농증, 눈의 피로 등을 해소하는 데 쓰입니다. 공부에 집중하거나 스트레스를 받을 때 지압을 하면 머리를 맑게 하는 효과를 거둘 수 있습니다.

소료素髎

코 끝에 위치합니다. 비염, 코막힘, 주사비 등의 콧병 전반에 쓰입니다.

수구水溝

수구는 코 밑의 인중 정중앙에 위치합니다. 수구水溝는 독맥의 기혈이 흐르는 도랑입니다. 본 혈은 하늘에 통하는 코와 땅에 통하는 입 사이에 위치합니다. '사람의 중심'에 자리 잡고 있다 하여 '인중人中'이라고도 불립니다. 뇌출혈, 인사불성, 혼미, 구안와사, 멀미, 요부염좌, 비질환, 구취 등에 쓰입니다.

은교齦交

임맥과 독맥의 교회혈입니다. 윗입술 안쪽의 잇몸 중앙에 위치합니다. 뒷목 통증, 비염, 치통, 정신과 질환 등을 치료합니다.

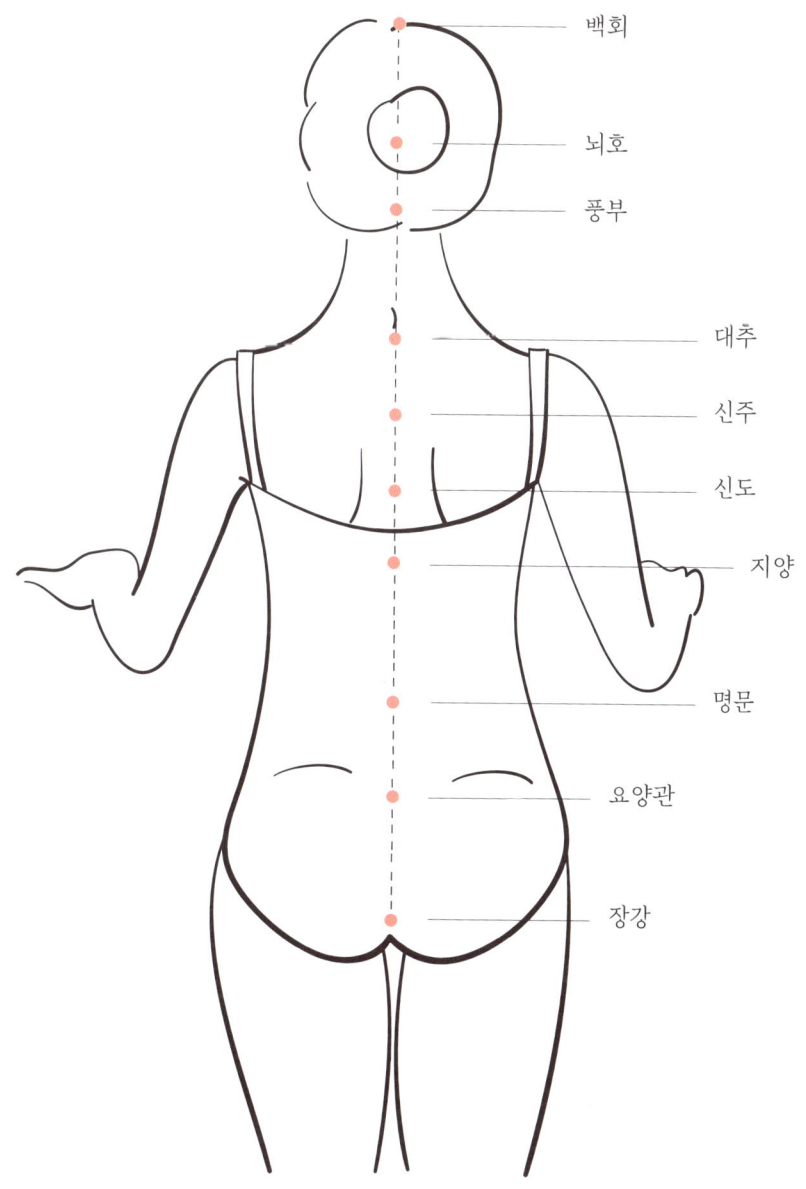

「 독맥의 혈자리 」

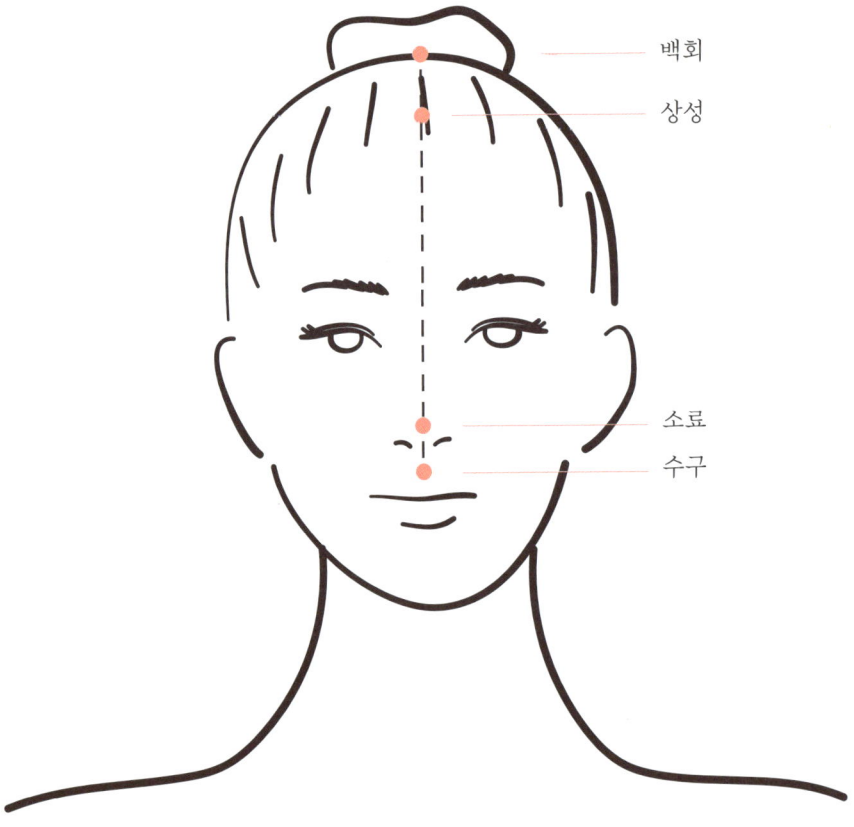

「 독맥의 혈자리 」

142

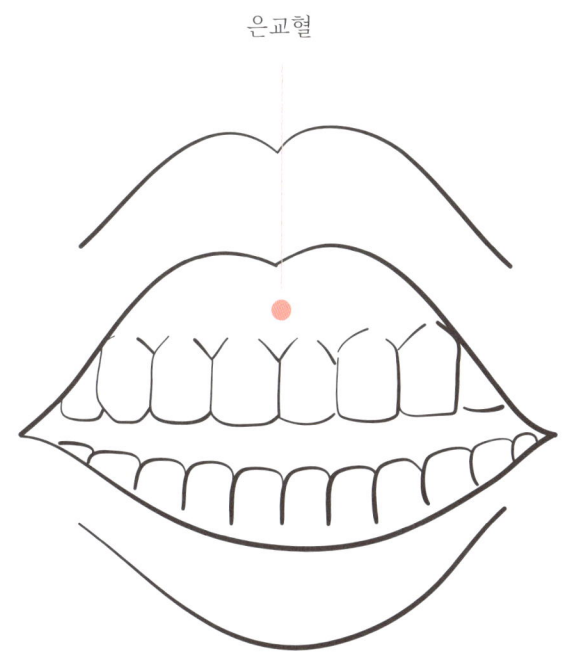

「 은교혈 」

+ 한의학적 발레 견해 5

등을 교정하는 근본적인 방법

공부에 매진하는 학생들에게 굽은 등은 고질적인 문제입니다. 엄마들은 공부하는 아이들에게 '등을 펴라.'라는 말을 수도 없이 하죠. 아이들은 엄마의 말을 듣고 등을 펴려고 하지만 일시적일 뿐 어느새 등은 다시 구부러지기 일쑤입니다. 이때 엄마가 다음과 같은 한마디를 추가하면 어떨까요?

'아랫배에 힘을 주고, 등을 펴라!'

등은 심장과 폐의 상태가 드러나는 곳입니다. 따라서 심장이나 폐에 병증이 있으면 등이 구부러지고, 통증이 발생합니다. 또한 등이 구부러지고, 어깨가 굽으면 심장과 폐가 상하게 되지요. 그만큼 등과 어깨를 피는 것은 심장과 폐의 건강에도 직결되는 중요한 문제입니다.

독맥은 등의 정중선을 지나는 경맥으로 독맥의 상태는 척추 건강에 결정적인 역할을 합니다. 독맥의 뿌리는 아랫배의 하단전에서 시작되어 꼬리뼈를 지나 척추를 지나 뇌로 연결되어 있습니다. 이 점은 등을 교정하는 작업이 단지 등과 어깨만의 문제가 아님을 시사하고 있습니다. 굽은 등과 말린 어깨 교정을 위해서는 먼저 독맥의 뿌리인 하단전에 힘을 주고, 꼬리뼈부터 정렬해서 허리를 세우며 순차적으로 등과 어깨를 교정해 나가야 합니다.

발레의 기본 자세는 등의 뿌리인 골반부터 정렬하여 굽은 등과 구부러진 어깨를 근본적으로 펴주는 교정법으로 활용될 수 있습니다. 또한 발레를 통해 등을 펴고, 독맥을 활성화하는 것은 자세 교정뿐만 아니라 심장을 편안하게 하고, 폐 기능을 높여주며, 머리를 맑게 해주는 부가적인 효과도 불러옵니다.

+ 한의학적 발레 견해 6

발레의 독맥 리프팅

　　머리를 치켜올려서 포니테일로 타이트하게 묶을 때가 있죠. 그러면 머리뿐만이 아니라 눈과 볼, 귀, 턱까지 위로 당겨져서 딱 고정이 됩니다. 이렇게 머리를 묶으면 머리가 잘 풀리지도 않고, 심지어 눈도 잘 감기지 않게 됩니다. 발레의 기본 자세는 발, 다리, 몸통에서부터 머리까지 중심축을 따라 정렬을 하는 동시에 정수리에 포니테일 헤어스타일을 장착이라도 한 듯이 머리 위로 에너지를 끌어모아 올리게 합니다.

　　전신의 정렬과 동시에 머리 위로 에너지를 올리는 발레의 기본 자세는 정수리에 위치한 독맥의 대표 혈자리인 백회혈을 자극합니다. 백회혈은 머리 정중선과 양쪽 귀 끝을 연결한 선의 교차점에 위치합니다. 백회혈로 기운을 집중하는 발레의 기본 자세는 한의학적 관점으로 볼 때 하단전에서부터 척추를 따라 뇌수를 채워 머리를 맑게 하고, 양경맥을 총괄하는 독맥의 기능을 강화해 줍니다.

　　백회혈은 우리 몸의 가장 높은 곳에 위치하여 양기를 북돋아줍니다. 양기는 아래로 처지는 기운을 올려주고, 빠져나가는 것을 탄탄하게 잡아줍니다. 따라서 백회혈에 기운을 집중하는 것은 얼굴뿐만 아니라 전신의 기운을 리프팅해주는 효과가 있습니다.

또한 백회혈은 머리의 열을 식혀주고, 막힌 것을 열어주어 두통과 어지럼증, 이명, 코막힘 등을 다스리는 혈자리입니다. 그 외에도 가슴 답답함, 두근거림, 건망, 불면 등의 신경증 증상과 중풍, 간질 등의 전신 질환에도 광범위하게 쓰입니다.

발레의 기본 자세에 집중하게 되면 정수리의 백회혈까지 기운을 끌어 모아 백회혈을 중심으로 한 '독맥 리프팅'이 이루어집니다. 발레의 '독맥 리프팅'은 정수리에 울트라 타이트 포니테일 스타일을 장착하는 것과 같습니다.

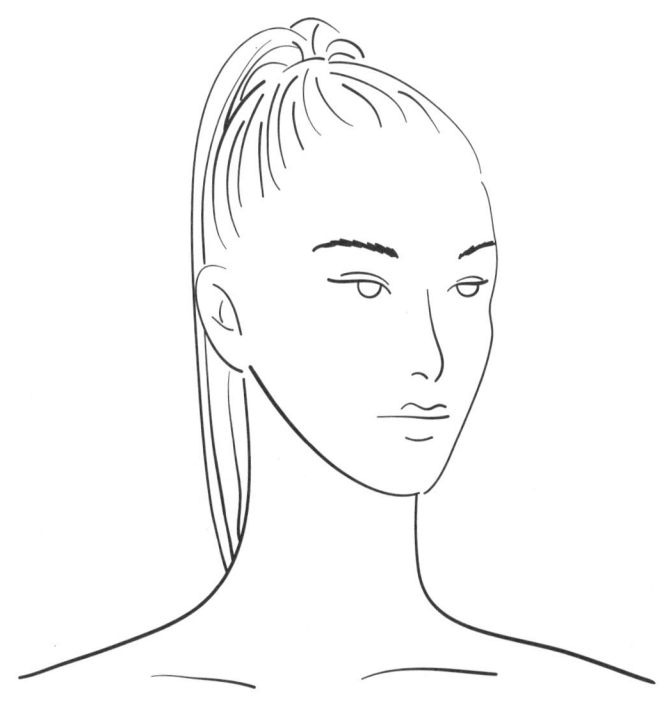

「포니테일 스타일」

+ 한의학적 발레 견해 7

발레의 눈빛 광채 효과

발레는 말이 아니라 눈빛과 몸짓의 언어로 표현하는 예술 영역입니다. 그러다 보니 발레를 하다 보면 점차 눈빛과 시선에 의한 표현력이 풍부해집니다. 끌어올림의 절정을 이루면 눈빛뿐만이 아니라 심지어 정수리, 눈썹과 이마, 미간으로 말하는 듯한 인상을 주기도 합니다.

'눈에 힘을 줘야지'라고 해서 눈을 억지로 부릅뜬 것 같은 얄팍한 모양새가 아니라 골반, 척추, 뒷목, 정수리, 이마, 미간으로 올라온 생명력이 순차적으로 눈으로 흘러 들어가 마침내 눈빛에 그 아우라가 맺힙니다. 그래서 발레의 눈빛과 시선 처리는 때가 무르익으면 꽃이 피어나듯 자연스럽게 터져 나와 깊이가 있습니다.

발레에서의 눈빛이 더욱 품위 있는 것은 하단전에서부터 등과 배로 올라오는 독맥과 임맥의 뿌리가 든든하게 그 기운을 받쳐주고 있기 때문입니다. 먼저 등 뒤로 올라온 독맥의 맑은 기운은 정수리에서 리프팅 역할을 하고, 이마를 지나 눈과 코에 맺히게 됩니다. 그리고 눈에 혈을 원활히 공급하면서 눈빛에 광채 처리를 합니다. 이때 독맥의 라인에 해당되는 정수리, 이마, 미간, 눈, 코 끝으로 의식이 집중되며 시선 처리가 흐르듯 이어집니다. 또한 아랫배에서 올라오는 임맥은 독맥의 분지와 결합하여 입 주위를 돌고, 양쪽의 눈에 올라와 눈에 영양을 공급합니다.

눈은 오장육부의 정기가 모여서 장부의 정기가 드러나는 곳입니다. 오징육부는 비위에서 정기를 받아 눈을 영양합니다. 그리고 눈에서 발하는 환한 광채는 신장의 정精과 심장의 신神이 주관합니다. 따라서 비위를 조리하여 혈血의 영양분을 공급하고, 신장의 정精을 보충하며, 신神이 머무는 심장을 안정시키는 것은 눈을 치료하는 중요한 핵심 원리이기도 합니다. 이 모든 기전의 축은 임맥과 독맥이 감독하고 있습니다.

발레의 기본 자세는 임맥과 독맥의 뿌리를 곧게 세워주어 머리로 맑은 정혈을 올려줍니다. 그리고 정혈의 정화精華로운 기운은 눈의 은은한 광채로 드러납니다. 눈의 광채는 신장의 정精이 충만하며, 심장의 신神이 고요하고, 안정적일수록 더욱 깊이 있고, 강하게 발현됩니다. 또한, 발레는 태생적으로 예법과 매너, 품격과 아름다움을 함양하기 위해 왕실에서 탄생한 궁중무용인 만큼 꾸준한 발레 레슨을 통해 만들어가는 시선 처리와 밝고 선명한 눈의 기색은 우리 삶에 공력과 품격을 더해 줍니다.

+ 한의학적 발레 견해 8

발레로 독맥의 아우라를
발산시킨 루이 14세

독맥은 양기陽氣가 모여드는 양맥의 바다입니다. 양기는 맑은 기운을 상징하며, 바깥쪽으로 나가고, 위로 향하는 운동성을 가지고 있습니다. 독맥은 충만한 양기를 바탕으로 온몸을 총지휘하는 정신력과 리더십을 발휘하는 경맥입니다.

독맥督脈의 독督은 '감독', '통솔'의 뜻을 가지고 있습니다. 독맥이 전신을 통솔하는 것은 마치 왕이 국가를 하나의 유기체로 통일하여 뚜렷한 방향과 비전을 가지고 나라를 운영해나가는 것과 같습니다. 독맥은 왕의 위엄과 권위를 상징합니다. 독맥의 통솔 기능은 발레의 정렬 자세를 통해 더욱 강화되고, 발달됩니다. 발레의 정렬 자세는 독맥의 기운을 강하게 올려서 정신적·영적인 의도를 담아 자신뿐만 아니라 주변의 환경을 컨트롤할 수 있도록 합니다.

이러한 발레의 특성을 활용하여 독맥의 기운을 폭발적으로 발달시켜 통치했던 역사 속의 대표적 인물이 있습니다. 바로 루이 14세입니다. '태양왕'이라는 별명을 가진 루이 14세는 절대왕권을 통해 정치, 예술, 문화에서 패권을 차지하고, 프랑스 문화예술의 황금 시대를 열었습니다. 특히 그가 열정을 쏟아 건립한 베르사유궁은 그 시대의 정치, 문화, 철학, 예술의 구심점이 되었습니다. 이러한 번영의 끝자락이 훗

날 대혁명의 씨앗으로 뿌리 내리긴 했지만 루이 14세를 통해 프랑스의 문화예술이 유럽 전역으로 확산된 것은 부인할 수 없습니다.

루이 14세가 이뤄낸 황금 시대의 핵심 축에는 발레가 존재합니다. 그는 발레를 통해 절대왕권의 중심인 왕의 위엄과 권위를 강화해 나갔습니다. 그는 20년 이상 매일 검술, 발레 등을 연습하고, 수많은 발레 공연에 직접 출연하기도 하였습니다. 발레 훈련을 꾸준하게 하면서 고귀하고, 신성한 왕의 이미지와 권위를 구축해나간 것이죠.

루이 14세는 자신이 발레를 즐기는 데만 그치지 않고, 발레를 궁정문화와 귀족의 필수 에티켓으로 만들었습니다. 뿐만 아니라 발레를 승마와 무술과 함께 중요한 군사 기술로 제정하고, 전 국민에게는 발레에 기반한 매너와 예법을 전파하여 교양을 지키도록 하였습니다. 루이 14세는 발레를 통하여 격조 높고, 우아한 궁정 문화의 아이콘인 최고의 '아이돌 스타'로 군림하였고, 모든 귀족과 백성들은 그의 찬란한 아우라에 점점 빠져들었습니다.

루이 14세는 '밤의 발레'라는 공연에서 태양신 역으로 등장했는데 그는 이를 통해 '태양왕'을 자처하며 자신이 왕국의 중심축이자 머리이고, 태양과 같은 신적 존재임을 사람들에게 각인시키고자 했습니다.

여기에서 흥미로운 점이 있습니다. 루이 14세는 발레를 통해 독맥의 양기를 폭발적으로 끌어올려서 나라를 통치해나갔다는 점입니다. 그는 발레 공연에서 자신의 몸 곳곳에 황금빛 태양 장식물을 달고 등장합니다. 자신의 신적 권력을 구축하기 위해 태양의 이미지를 차용한 것입니다. 태양은 양기의 대표적인 상징물이며, 독맥은 양기를 주관하는 경맥입니다. 독맥은 꼬리뼈에서 머리 위로 뻗어 가는데 '밤의 발레' 초상화를 보면 루이 14세는 등과 목을 곧추세운 정렬 자세로 독맥을 위로 최대한 끌

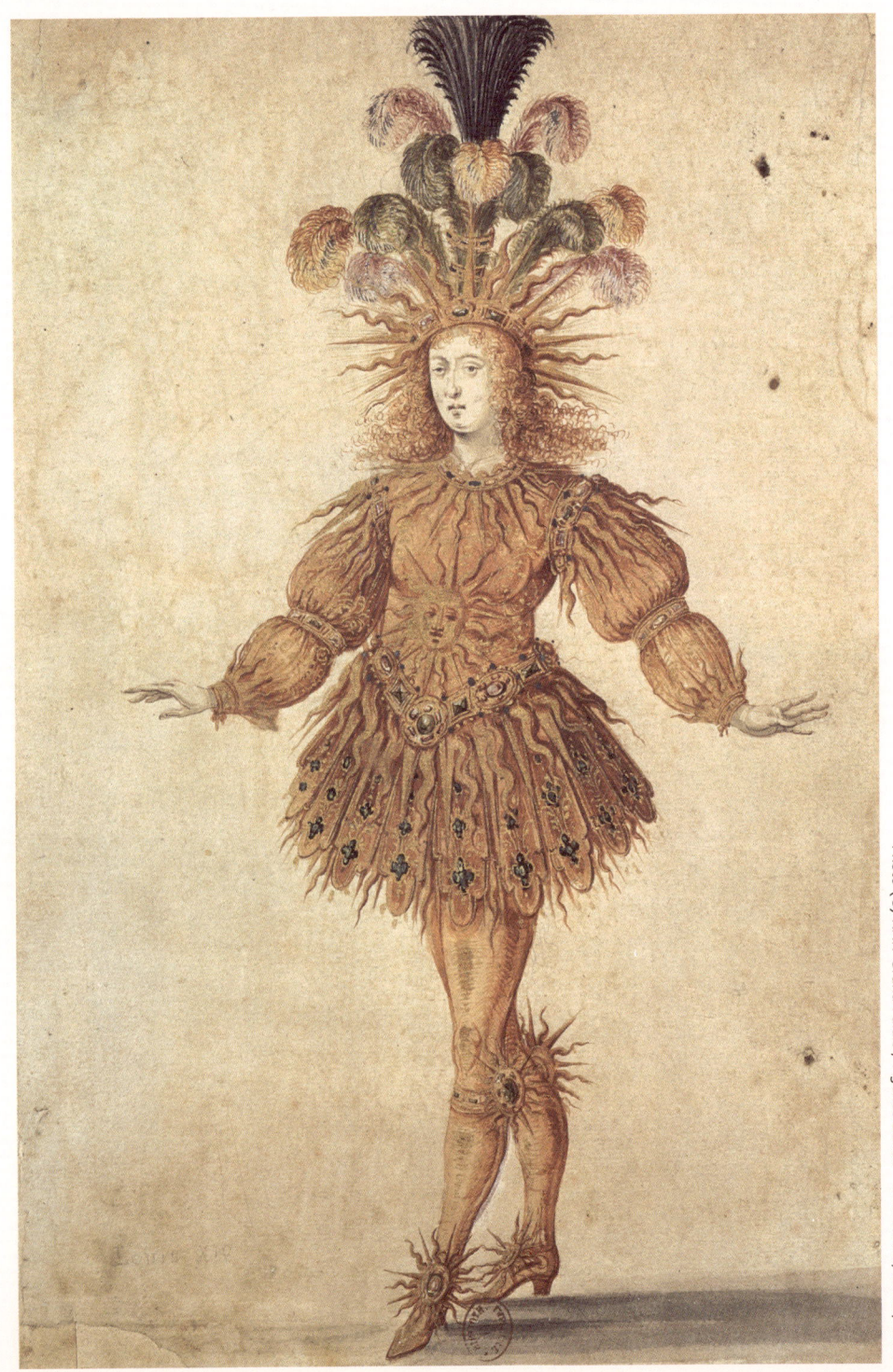

어올리고, 머리 위에 깃털 장식까지 더해 양기가 머리를 뚫고 올라가 정수리에서 폭발적으로 발산하는 모양새를 갖추고 있습니다. 그의 모습을 보면 왕권을 상징하는 사슴의 뿔이 떠오릅니다. 사슴의 뿔은 독맥이 머리를 뚫고 나온 '양 중의 양'의 성질을 가지고 있습니다. 사슴 뿔의 왕성한 양기를 담고 있는 녹용은 독맥의 기운을 강화하는 대표적인 약재입니다.

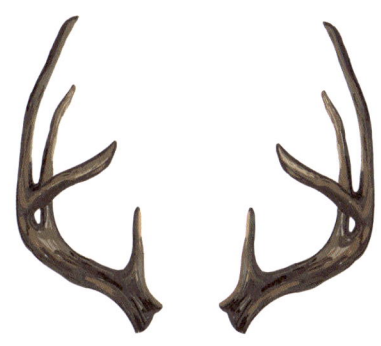

「 독맥의 기운을 강화하는 대표 약재, 녹용 」

독맥은 하단전에 쌓아놓은 생명력을 위로 끌어 올리는 기혈의 펌프인 동시에 하늘의 기운을 받는 안테나와 같은 역할을 합니다. 독맥이 발달할수록 맑은 기운이 뇌와 심장에 공급되면서 정신력이 강해집니다. 영적인 주도권과 매력, 그리고 강력한 아우라가 여기에서 발휘됩니다. 발레는 정렬 자세를 통해 꼬리뼈에서 머리끝까지 흐르는 독맥을 더욱 바르게 세우고, 양기를 강력하게 북돋아줍니다. 능동적이고, 적극적인 성향과 정신력을 가지게 되는 것 또한 독맥의 양기가 발달함에 따른 결과입니다. 발레를 통해 독맥을 특출나게 발달시킨 루이 14세의 양적 에너지는 프랑스 문화예술의 황금 시대를 열고, 유럽 전역에 위세를 떨칠 만큼 강력했습니다.

발레의 정렬 자세는 독맥의 기운을 쌓고, 독맥의 힘을 분출시키는 데 도움을 줍니다. 발레를 매개로 끌어 올린 루이 14세의 독맥 리더십은 자신이 주도권을 가지고 삶과 주변 환경을 적극적으로 개척해 나아가고자 하는 오늘날의 많은 사람들에게도 큰 의미를 전달하고 있습니다.

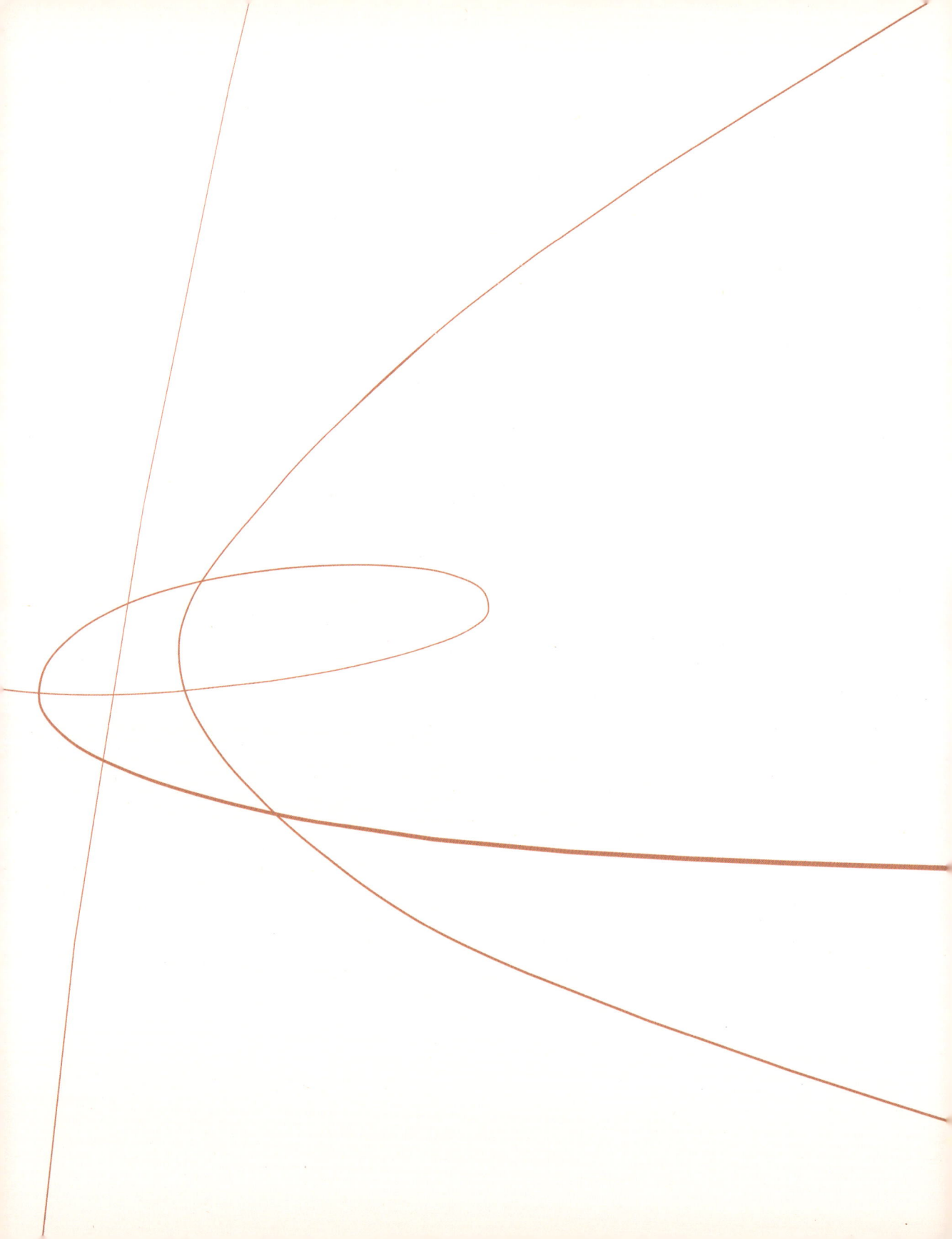

7장
대맥

자궁의 정혈과 하단전의 원기를 잘 유지하기 위해서는
대맥의 허리벨트 선을 단단히 조이는 것이 중요합니다.
이것은 K라인을 완성하는 중요한 작업이기도 합니다.

대맥 帶脈

복주머니 입구를 졸라매는 대맥

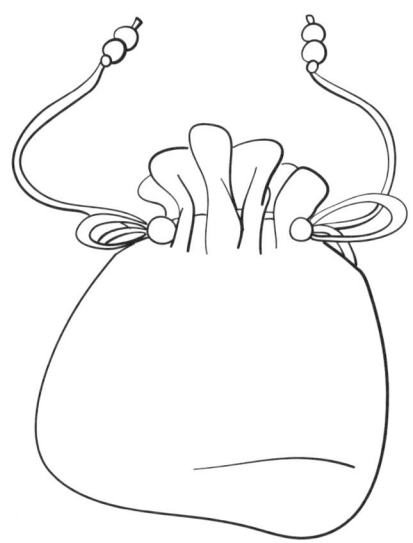

　복주머니를 떠올려 보세요. 복주머니는 복을 불러들이는 의미를 담은 전통 주머니로 수壽, 복福, 부富, 귀貴 등의 글자를 수놓아서 꾸미기도 합니다. 세뱃돈을 받으면 잃어버리지 않도록 한복에 달린 복주머니에 잘 담아서 보관하기도 하죠.
　우리 몸의 깊숙한 곳에도 복주머니와 같이 생명의 원천을 담고 있는 소중한 주머니가 있습니다. 그 주머니 속에는 자궁의 정혈, 하단전의 원기가 담겨 있습니다. 대맥은 복주머니의 입구를 졸라매는 끈과 같습니다. 대맥이 느슨해져서 주머니 입구가 벌어져 있으면 그 안의 내용물을 쉽게 잃어버리고 말겠죠.

느슨하고, 벌어지고, 빠져나가는 기운은 허증의 대표적인 특징입니다. 허증으로 복주머니가 벌어지면 그 안에 담긴 원기와 정혈이 쉽게 빠져나가게 됩니다. 복주머니의 내용물을 잘 유지하기 위해선 대맥의 허리 벨트선을 단단히 조이는 것이 중요합니다. 이것은 K라인을 완성하는 중요한 작업이기도 합니다.

경맥의 허리띠

대맥은 배꼽 선에서 허리를 한 바퀴 돌면서 몸통의 모든 경맥을 허리띠처럼 힘있게 묶어서 세워줍니다. K라인의 가운데 꼭짓점에 해당됩니다.

가슴과 골반을 연결하는 대맥 벨트

대맥은 옆구리 늑골 하단에서 시작하여 배꼽 선을 한 바퀴 돌고, 골반의 전상장골극 앞쪽으로 이어지는 경맥입니다. 대맥을 통해 가슴과 복부 그리고 골반이 연결되어 있는 것입니다. 따라서 복부의 대맥 벨트 선을 조일 때는 벌어진 흉곽을 닫고, 골반을 세우는 작업을 동시에 진행하여 대맥을 전체적으로 활성화합니다.

전신의 근과 관절 기능에 관여하는 대맥

대맥에 속한 네 개의 혈자리는 간肝과 담膽 경맥에 속해 있습니다. 간과 담은 목木에 속한 장부로 서로 짝을 이루고 있습니다. 간은 혈血을 저장하고, 근筋을 주관하는 장부입니다. 또 대맥은 전신의 근과 관절을 조절하는 축인 종근宗筋과도 이어져 있습니다. 대맥은 총체적으로 간과 종근에 연결되어 근과 관절을 주관하는 데 주요한 작용을 하고 있습니다.

여성의 대하를 주관하는 대맥

'대하帶下'는 여성의 질 분비물을 이르거나 한의학적으로 부인과 질환을 통칭하는 말이기도 합니다. '대하帶下'는 '대맥이 내려온 것'을 의미하는 것으로 대맥에 속한 병증입니다. 몸통의 모든 경맥은 상하로 왕래하면서 허리를 가로로 둘러싼 대맥을 지나게 됩니다. 이때 경맥의 습열濕熱[22]이 대맥 부위에 남아 쌓이게 되면 울열鬱熱[23]이 발생하고, 이로 인해 습열의 분비물이 대맥을 따라 나오게 됩니다.

물자루 복부 비만을 다스리는 대맥

대맥이 느슨해지면 허리와 배가 힘없이 늘어져서 물자루와 같은 모습으로 처지고 볼록하게 됩니다. 대맥을 조이는 것이 복부 비만 치료의 핵심입니다.

---

[22] 습열濕熱
습濕이 울체된 지 오래되어 열상熱象을 나타내는 것이다.

[23] 울열鬱熱
열이 쌓이는 증상이다.

대맥의 병증

아랫배의 비만

대맥은 항상 벨트를 조이듯 힘 있게 묶어주어야 합니다. 대맥에 병변이 발생하면 아랫배의 비만이 심해집니다. 허리와 배가 힘없이 늘어져서 아랫배가 처지고, 불룩하게 튀어나오게 됩니다.

부인과 질환

대맥의 기혈 순환이 막히면 몸이 물속에 잠겨 있는 듯 몸이 무겁고, 하복부에 찬 기운이 돌게 됩니다. 또한 하복부 통증, 생리통, 월경 이상, 대하증, 난임 등의 부인과 질환이 발생할 수 있습니다.

소화기 질환

또한 대맥의 병증으로 위장과 대장의 습열이 일어나면 소화불량, 설사, 변비, 소변 이상 등의 병증이 나타나고, 복부와 허리 통증이 발생하기도 합니다.

대맥의 순행 노선

대맥의 주요 순행 노선, 모든 경맥을 묶는 허리띠

대맥은 팔꿈치가 닿는 옆구리에 위치한 장문혈에서 시작하여 바로 아래의 대맥혈로 내려갑니다. 대맥혈은 배꼽과 같은 높이의 양 옆구리 중점에 있습니다. 대맥혈에서 띠를 띤 것과 같이 몸통을 한 바퀴를 돌고, 전상장골극의 앞쪽에 위치한 오추혈과 그 아래의 유도혈로 내려갑니다.

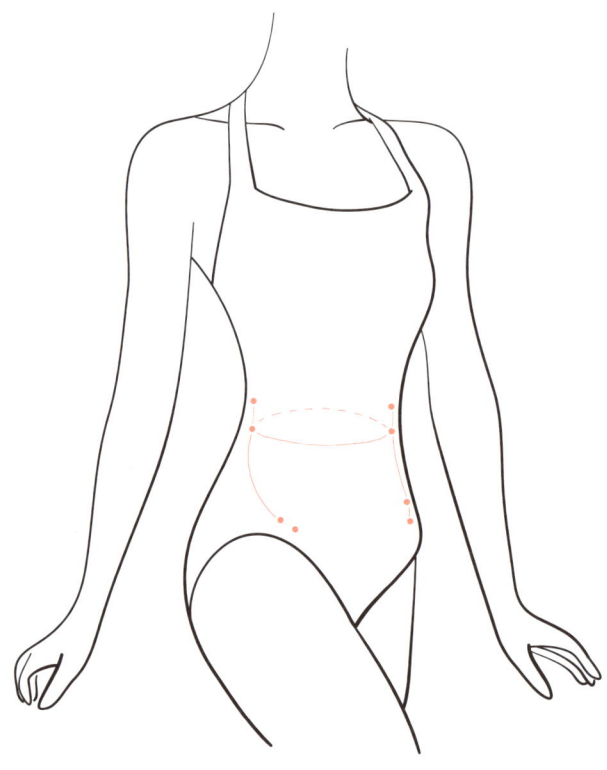

「 대맥 혈자리와 순행선 」

대맥에 연결된 신장 경맥

족소음신경의 한 갈래는 무릎 뒤의 오금 부위에서 위로 올라와서 신장에 이르고, 제2요추(배꼽과 마주보는 곳) 양쪽에 위치한 신수혈로 나와서 대맥에 속하게 됩니다. 족소음신경은 정精을 저장하고, 원기가 나오는 곳으로 생명의 뿌리와 같은 경맥입니다. 신수혈이 대맥에 속한다는 것은 대맥이 원기와 정을 강화하는 주요한 경맥 중의 하나라는 것을 의미합니다.

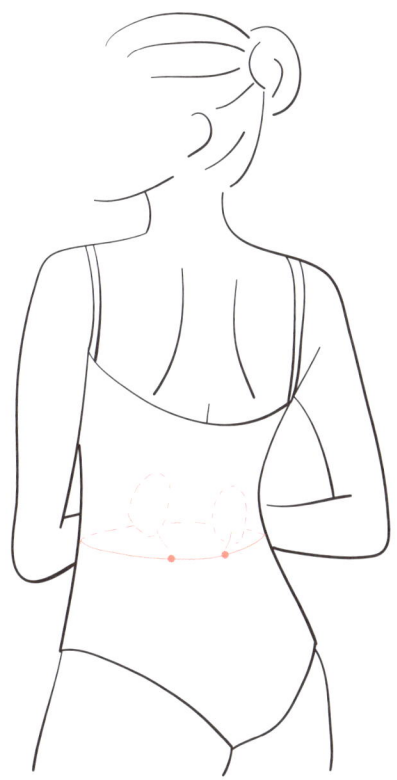

「 대맥에 연결된 신장 경맥 」

대맥의 주요 혈자리

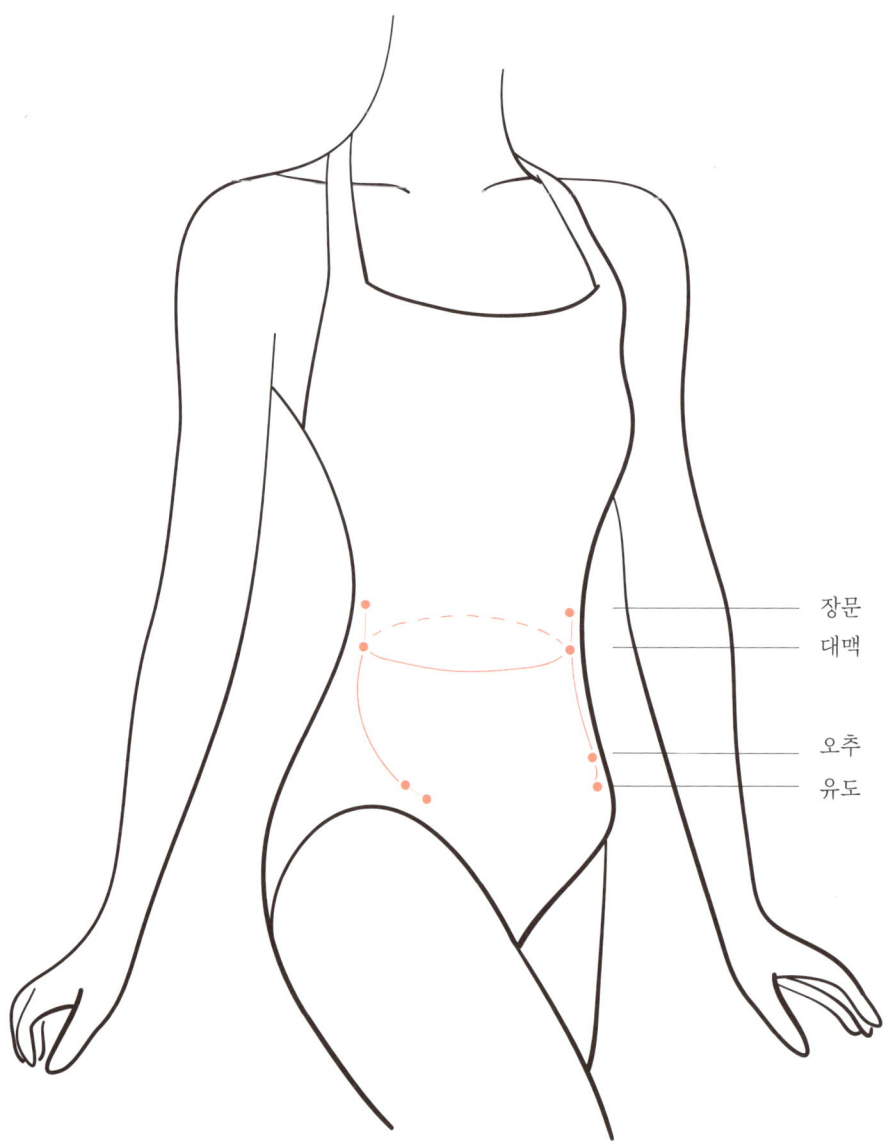

「 대맥의 혈자리 」

장문章門

팔꿈치를 구부렸을 때 팔꿈치 끝이 닿는 부위입니다. 겨드랑이 정중선 상으로 내려와 제11늑골단에 위치합니다. 오장육부로 들어온 사기가 가슴과 배로 모여 들어 기운이 막혀있을 때, 문을 열어 통하게 하듯이 막힌 것을 뚫어주는 혈자리입니다. 소화불량, 적취, 위하수증, 복수, 하복부통, 요통, 등이 뻣뻣한 증상, 사지가 나른한 증상 등에 쓰입니다.

대맥帶脈

배꼽의 수평선과 겨드랑이에서 내려오는 정중선의 교차점이자, 장문혈 바로 아래에 위치하고 있습니다. 대맥은 대맥혈에서 시작하여 허리를 벨트처럼 빙 둘러 모든 경락을 단단히 묶어 줍니다. 대맥은 냉대하를 비롯한 부인과 질환을 다스리는 핵심적인 혈입니다. 또한 허리와 배에 힘이 없는 증상, 하복부 비만, 아랫배 통증을 다스립니다.

오추五樞

대맥혈 아래 손가락 세 마디 정도 떨어진 곳으로 전상장골극의 앞에 위치합니다. 배꼽 아래로 손가락 세 마디 정도 떨어진 임맥의 관원혈과 수평선에 위치합니다. 숫자 오五는 중간에 있는데, 이는 음기가 양기로 바뀌는 전환점으로 음과 양이 섞이는 곳을 의미합니다. 추樞는 문의 지도리를 뜻하는 것으로 움직임의 축이 됩니다. 따라서 오추五樞는 '가운데의 축'과 같은 의미입니다. 복부와 요통, 하복부 냉증, 자궁내막염, 대하과다, 남성 생식기 질환, 고환염 등에 쓰입니다.

유도維道

오추혈의 바로 아래에 위치합니다. 유도의 維는 '벼리'를 뜻합니다. 벼리는 그물의 코를 꿰어 전체 그물을 잡아당기는 줄을 말합니다. 그물 안으로 많은 물고기가 들어와도 벼릿줄이 부실하면 그물을 오므려서 끌어올릴 수가 없겠죠. 道에는 '길'이란 의미가 있습니다. '묶어서 끌어올리는 길'이란 뜻을 담은 유도혈은 근과 경락을 묶는 대맥의 한 지점을 담당하고 있습니다. 소화불량, 부종, 구역, 자궁 질환, 습관성 변비, 요통 등을 치료합니다.

대맥 밴드

대맥은 배꼽의 수평선상에서 허리를 한 바퀴 돌면서 밴드와 같이 몸통의 모든 경맥을 묶어 주며 전신의 기혈 순환을 촉진합니다. 대맥 띠 선상에 위치한 혈의 특성을 살펴보면 대맥 밴드의 중요성을 더욱 깊이 이해할 수 있습니다. 대맥이 지니는 허리선에는 임맥의 '신궐', 신경의 '황수', 위경의 '천추', 비경의 '대횡', 담경의 '대맥', 방광의 '지실'과 '신수', 독맥의 '명문'이라는 혈이 있습니다.

대맥 띠에 놓인 여러 혈자리는 변비 해소, 체기 완화, 복부 비만 치료, 생식기 기능 강화, 부인과 질환 치료, 허리 근육 강화 등의 다양한 효능을 가지고 있습니다. 혈자리 특성에 관한 정보를 토대로 몸 상태에 관련된 혈자리를 지압하고, 문지르는 것은 장부 및 경맥의 기능을 강화하고, 그에 따른 다양한 효과를 얻을 수 있도록 합니다. 발레 웜업(warm-up)을 할 때 혹은 평소에 생활할 때 대맥을 조이고, 세우는 동시에 대맥 밴드의 중요한 혈자리를 틈틈이 지압해 주면 더욱 효율적인 결과를 기대할 수 있습니다.

대맥 밴드의 주요 혈자리 지압하기

혈자리 지압 방법
도구를 사용하거나 손가락으로 지압할 수 있습니다. 혈자리를 지압할 때는 약 3~5초 동안 꾹 눌러 주거나 눌러서 살살 돌려 주기도 합니다. 3~5세트 정도 반복합니다.
(임신부의 경우 강한 자극은 자궁 수축을 유발할 수 있으므로 경혈 지압을 피합니다.)

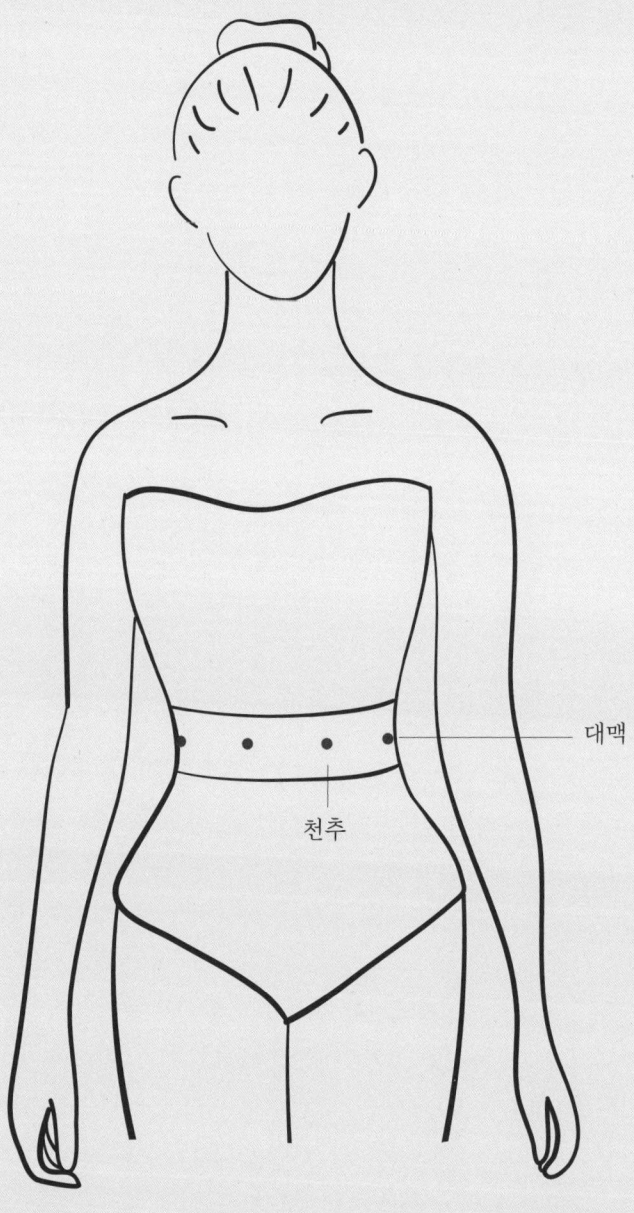

「 대맥 벨트의 혈자리 」

변비, 복부 비만, 생리불순, 냉증을 다스리는 복부 경혈

천추 天樞 (배꼽 양 옆의 약 3cm 떨어진 곳)

천추혈 누르기

천추혈은 위경胃經에 속한 혈자리로 변비와 복부 비만, 생리불순을 다스립니다. 흉곽을 안으로 모으고, 복부를 탄탄하게 압축한 상태에서 천추혈을 꾹 눌러 주거나 눌러서 천천히 돌려줍니다.

배꼽 중심으로 문지르기

두 손바닥을 비벼서 따뜻하게 하여 복부에 대고, 배꼽을 중심으로 사방의 3cm 정도 되는 부위를 시계 방향으로 돌려줍니다. '배꼽 중심으로 문지르기'는 소화기의 정체된 기운을 풀어 주어서 몸을 따뜻하게 하고, 소화기의 정체된 기운을 풀어 주어서 몸을 따뜻하게 하고, 소화장애, 복통, 설사, 변비 등을 다스립니다. 복부 마사지는 특히 임맥과 충맥의 기혈 순환을 촉진합니다.

부인과 질환과 하복부 비만을 다스리는 옆구리 경혈

대맥 帶脈 (배꼽과 같은 높이의 양 옆구리 중점)

대맥혈 누르기

대맥혈은 대맥에 속해 있습니다. 대맥은 몸통을 지나는 모든 경맥을 허리띠처럼 단단히 묶어주고 있으며, 부인과 질환에 깊은 관련이 있습니다. 대맥을 조인 상태에서 옆구리에 위치한 대맥혈을 지압합니다. '대맥혈 누르기'는 허증을 예방하고, 대하(냉)증을 비롯한 부인과 질환을 다스립니다.

대맥혈 조이기

양 옆구리의 대맥혈을 의식하면서 허리띠를 졸라 매듯이 대맥을 더욱 힘있게 조입니다. 허리와 배에 힘이 없는 증상과 하복부 비만을 다스리고, 자세 교정에 효과적입니다.

요통, 하지부종, 성기능 저하, 만성피로를 다스리는 허리 경혈

신수 腎兪 (배꼽과 마주보고 있는 등의 중심선 양 옆의 약 3cm 떨어진 곳)

신수혈 누르기

신수혈은 신장의 기능이 드러나는 혈자리로 등의 정중선에 흐르는 독맥을 보조하는 방광경에 속해 있습니다. 양 손의 엄지 손가락으로 등 뒤에 있는 신수혈을 누르며 천천히 돌려줍니다. 요통, 냉증, 월경불순, 다리 부종, 정력감퇴, 피로 등이 있을 때 이 부위를 누르면 통증이 더욱 심하게 나타납니다. 신수혈 지압은 신장 기능을 강화하고, 남성의 성기능 장애, 부인과 질환, 요통, 부종 등을 다스립니다.

신수혈 비비기

양 손을 비벼서 따뜻하게 하여 허리 뒤쪽의 신수혈에 대고 위, 아래로 문질러 줍니다. 10회씩 2~3세트 진행합니다. '신수혈 비비기'는 신장의 불기운을 왕성하게 하여 몸을 따뜻하게 하고, 생명력과 기력을 높여 줍니다. 또한 등으로 지나는 독맥과 방광경의 기혈 순환을 도와 허리 근육을 강화하고, 머리를 맑게 합니다.

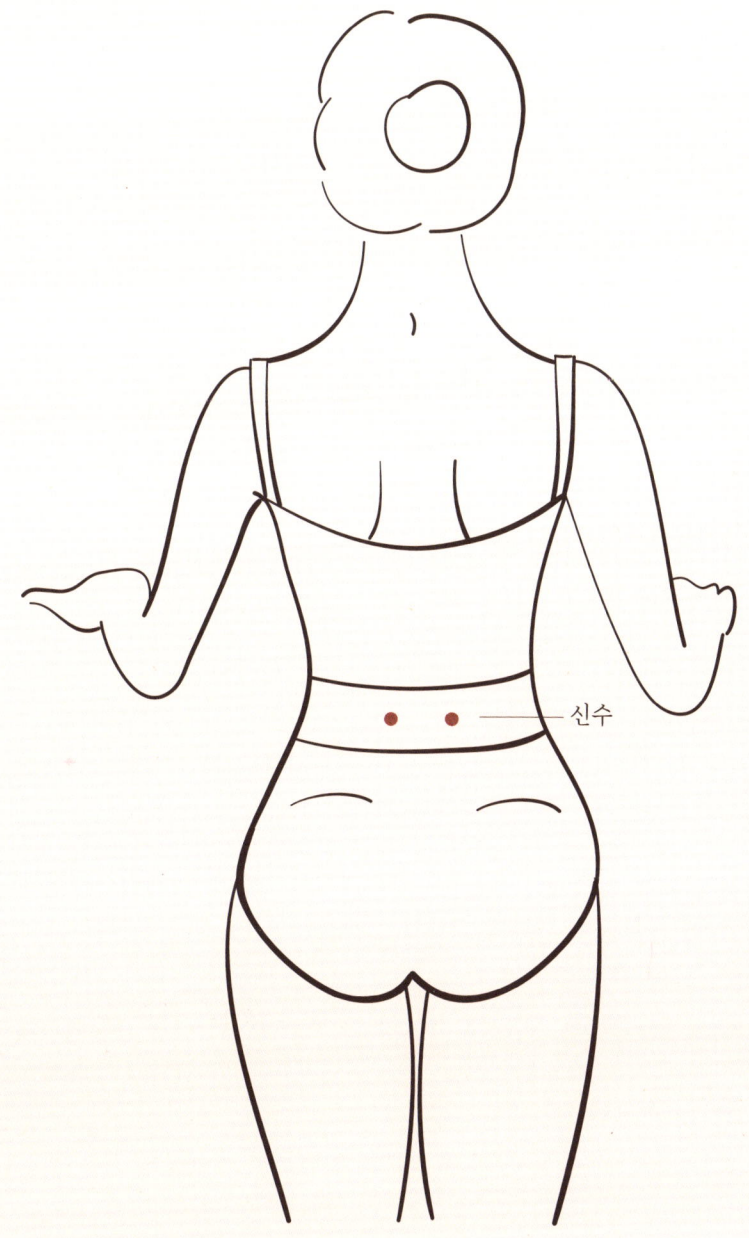

「대맥 벨트의 혈자리」

+ 한의학적 발레 견해 9

대맥을 조여서 터뜨리는 폭발력

24
오미五味
오행에 배속되는
다섯가지 맛이다.
신맛, 쓴맛, 단맛,
매운맛, 짠맛을 말
한다.

　　대맥에 속한 네 개의 혈은 간경과 담경에 속해 있습니다. 대맥은 혈자리를 통해 간肝과 담膽이라는 장부와 긴밀하게 연결되어 있습니다. 간과 담은 오행 중에서 목木에 속하는 장부입니다. 목은 오미五味 24 중에서 신맛을 담당합니다.

　　신맛은 저장하고, 수렴을 합니다. 한약재 중에서 오미자나 산수유는 시큼한 맛을 가지고 있는데 신맛은 진액이 밖으로 새어나가지 않도록 막아줍니다. 때문에 혈血이 허하고, 정精이 부족한 경우에 신맛의 약재를 활용하여 간의 혈 저장 기능을 강화해 주기도 합니다.

　　한편, 신맛이 쌓여서 한계치에 이르면 폭발하는 성질을 가지게 됩니다. 간은 그 힘을 기반으로 담대하게 싸우는 장군과 같은 장부 역할을 하기도 합니다.

　　일례로 임신 초기에는 간의 기운이 더욱 왕성해지면서 신맛 나는 음식을 많이 찾게 되는데 이는 신맛의 수렴 작용을 통해 간의 저장하는 기운을 끌어 올려서 태아가 안정적으로 자리 잡도록 하기 위한 몸의 변화입니다. 간의 기운이 왕성해지면서 감정이 예민해지고, 날카로워지는 것 또한 목木의 기운을 폭발적으로 분출하여 태아를 보호하기 위한 자연스러운 기전입니다.

　　K라인의 가운데 꼭짓점은 대맥이 벨트처럼 경맥을 모아서 잡아주는 자리로 신맛과 같은 수렴하는 기운이 강하게 작용하는 곳입니다. 발레의 기본 자세는 K라인을 세워서 대맥을 더욱 강하게 조여서 세워줍니다. 대맥을 강화하여 허리를 강력하게 조이고, 배를 안으로 압축해서 넣는 것은 수렴하는 기운을 강화하여 혈과 정

을 모아주는 효과를 가져옵니다.

모으는 힘이 극대화될수록 폭발력은 더욱 강해집니다. 마치 화살을 뒤로 당길수록 앞으로 더 멀리 날아가서 힘 있게 꽂히는 원리와 같습니다. 발레에서 K라인의 허리띠를 강하게 조일수록 더욱 강한 에너지가 발로 전달되면서 발끝으로 그 폭발력이 파급됩니다. 발끝까지 강력한 힘을 발산시키는 발레 무용수의 배가 더욱 압축되고 조여져 있는 것은 이와 같은 원리를 함축하고 있습니다.

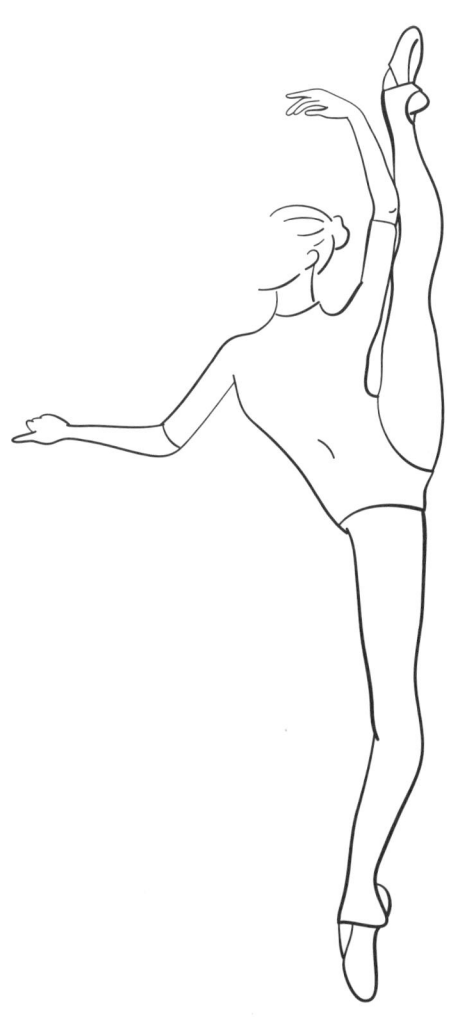

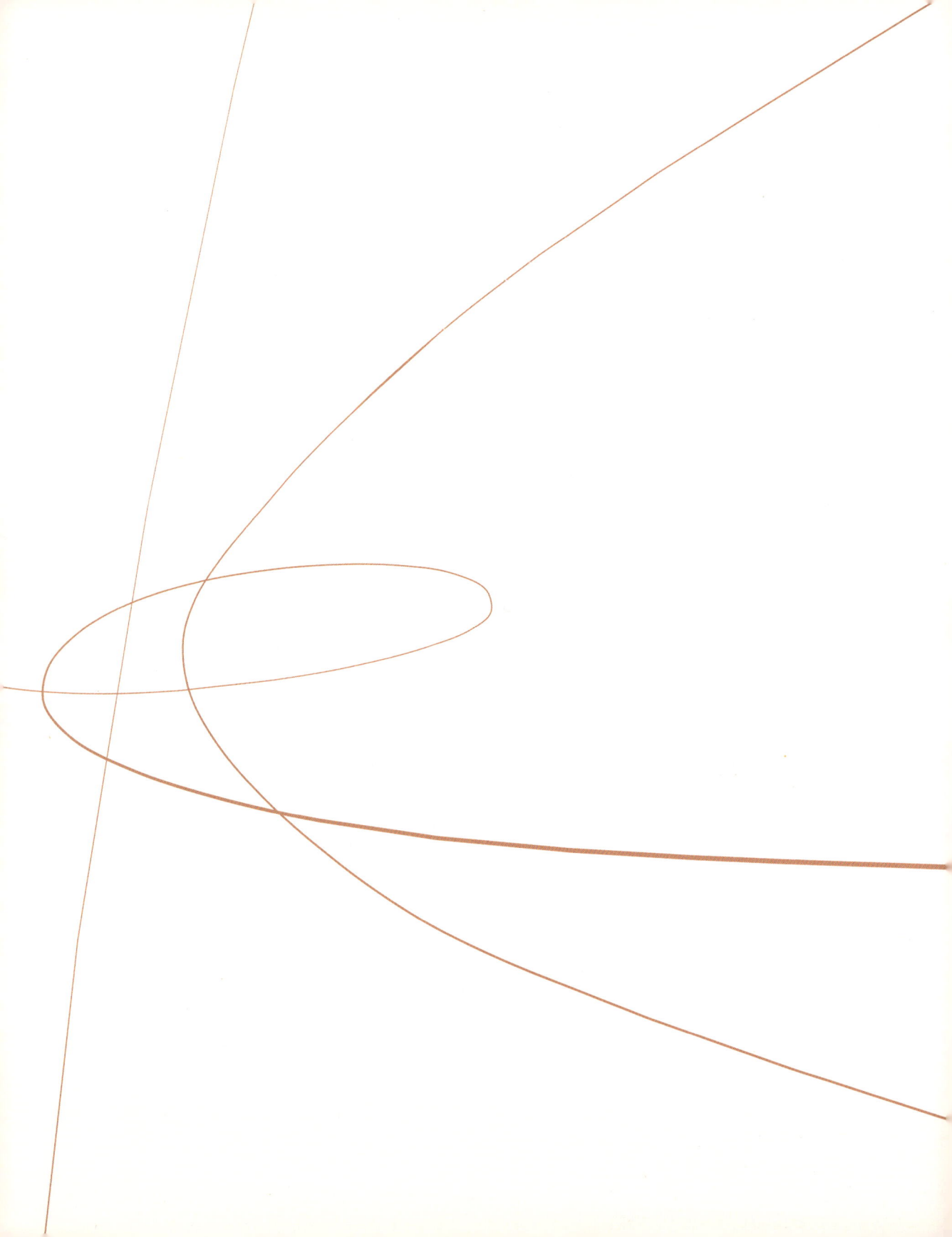

8장
K라인 사용법

K라인을 세우는 것은 자세와 기운을 바꾸는 작은 습관에서 시작됩니다.
작은 습관이라도 반복을 통해 뼛속에 각인되면 이들의 세력은 점차 기세를 압도합니다.
하루하루의 노력이 쌓일 때 변화의 스위치가 올라갑니다.

K라인 사용법

발레 무용수

K라인은 발레의 기본 자세 속에 숨겨진 원기와 기혈의 흐름을 정리한 경맥 지도입니다. 이는 무용수들이 몸을 통합적으로 이해하고, 다스릴 수 있는 길로 안내합니다. 또한 발레 동작에 내재하는 한의학적 가치와 효능을 조명하여 발레 영역의 범주와 깊이를 확장합니다.

발레에 대한 한의학적인 접근은 무용수의 건강관리에 대한 유익한 정보를 제공합니다. 그리고 경맥과 기혈의 흐름을 인지하는 것은 발레 기량을 키우는 데 유용한 팁을 제공하여 발레 몸짓에 한 움큼의 독보적인 아우라를 더해줄 수 있을 것으로 기대됩니다.

발레 선생님

K라인은 발레를 배워야 할, 또 하나의 이유입니다. 발레 수업 현장에서 선생님들과 수강생들이 발레의 기본 동작인 턴아웃이 아름다운 선을 만들고, 자세 교정에 효과가 있을 뿐 아니라 여성의 부인과 질환과 남성의 생식기 질환을 다스리고, 원기

가 나오는 생명의 발원지를 더욱 강화하고 있다는 점을 공유하고, 인지한다면 발레를 더욱 사랑하고, 수업에 더 매진할 수밖에 없을 것입니다. 발레 레슨은 그 자체만으로도 무용과 예술 감각을 익히는 면에서 충분한 의미를 지니지만 여기에 발레가 품고 있는 본질적인 건강에 대한 의미를 조명하는 것은 발레 레슨의 권위와 가치에 더욱 무게를 실어 줍니다.

K라인은 발레와 인체를 바라보는 새로운 관점을 제안합니다. 따라서 누군가 K라인 지도를 가지고 사색하며, 이 책에서 영감받은 하나의 혈자리나 경맥을 발레 레슨에 녹여낼 때 새로운 지평을 여는 계기가 될지도 모르겠습니다. 또한 통합적이고, 유기적인 한의학의 눈으로 발레의 다양한 동작을 분석하고, 읽어나가는 것도 신선하고, 흥미로운 작업이 될 것으로 보입니다.

취미 발레인

최근에는 발레가 가지고 있는 진가와 내공을 많은 사람이 인정하고 있다는 것을 방증하듯 발레는 '어린이 발레', '취미 발레', '성인 발레', '태교 발레', '실버 발레' 등 다양한 범주와 계층으로 빠르게 스며들고 있습니다. 발레는 특정한 몸매를 가진 분들 또는 유연한 어린아이들만 할 수 있는 영역이 아닙니다. 발레를 배우고 싶은데 발레에 어울리지 않는 몸매라는 생각에 자신이 없거나, 유연성이 떨어져서 혹은 나이가 들어서 주저하는 분들이 계신다면 그 분들이야말로 바로 발레가 가장 어울리고, 필요한 분들일 것입니다. 생각지도 못했던 변화가 더욱 확실하고, 분명하게 나타나기 때문입니다. 그런데 취미 발레를 시작할 때 어디에 먼저 집중해야 할까요? 막상 발레를 시작하면 처음엔 팔과 다리 동작을 따라가는 것만으로 벅차고, 막연하기 마련입니다. 또한, 오랫동안 발레를 배워도 정작 몸의 축을 세우는 것에 대해서 미처 깊이 있게 생각하지 못하는 경우도 있습니다. 이때 K라인을 인지하는 것이 도움이 될 수 있습니다.

K라인은 발레 기본 자세의 네모 박스와 한의학적 생명의 근원이 동시에 겹쳐진 본질적 축을 표시하고 있습니다. K라인의 뿌리이자, 턴아웃의 첫번째 지점인 골반의 정렬에 집중하는 것은 발레 기법을 습득하는 첫 단추라고 할 수 있습니다. 골반의 올바른 배치에 집중할수록 다리가 가벼워지고, 난이도가 높은 동작이 수월해집니다. 또한 불필요한 근육을 보상적으로 쓰는 일이 줄어 들어서 발레를 배우면서 오히려 어깨가 올라가거나 다리가 두꺼워지는 등의 부작용이 발생하는 것을 방지할 수 있습니다. 또한 K라인의 특성을 이해하면 발레가 한의학적으로 어떤 효과가 있는지에 대해서도 깊이 인지하게 됩니다. K라인은 발레를 배워야 하는 또 하나의 이유이자 가이드라인이 될 수 있습니다.

임산부

임신과 출산 그리고 산후조리의 모든 과정은 건강하고 충만한 혈이 관장하고 있습니다. K라인은 혈의 바다인 자궁과 골반의 축을 세우는 데 중점을 두고 있는 만큼 임신 준비, 태교, 출산 준비, 산후조리의 모든 과정에서 발레는 든든한 지원군이 되어줍니다.

임신 중의 적절한 태교발레는 K라인의 기혈 순환을 촉진하여 출산 시간을 단축하고, 순산할 수 있는 힘을 길러줍니다. 또한 출산 후에 산후조리를 하면서 몸을 회복할 때도 K라인을 중심으로 골반을 정렬하고, 축을 세우는 것은 올바른 산후조리의 지름길입니다. 이는 산후 다이어트의 총체적인 문제를 풀어주는 실마리가 되기도 합니다. 뿐만 아니라 K라인을 강화하여 복부의 코르셋 경맥인 임맥을 잠그고, 대맥벨트를 조이는 것은 산후에 흔히 발생하는 복직근의 벌어짐 증상을 다스리는 데 효과가 있습니다. 산후조리의 일상 속에 틈틈이 K라인을 의식하며, 하단전의 중심을 강화하는 자세를 습관화하는 것은 혈을 길러주어 출산 전보다 더욱 건강하고, 아름다운 몸을 만들어갈 수 있도록 도와줍니다.

다이어터 및 스마트폰 사용자

K라인은 비단 발레하는 분들에게만 유용한 것이 아닙니다. 발레와 관계없는 일반인들, 특히 스마트폰이나 모니터를 장시간 사용하는 현대인들 또는 다이어터야말로 K라인을 세워서 정기를 모으고, 신진대사를 촉진하는 올바른 자세를 생활화해야 합니다.

진정한 자세 교정은 골반을 중심으로 뿌리 축을 세우는 것부터 시작되어 순차적으로 등과 어깨, 목과 머리를 정렬하는 순서로 진행되어야 합니다. 하단전이 풀려 있는 상태에서 등과 목만 펴려고 하면 아무리 노력해도 일시적일 뿐입니다. 하단전부터 힘 있게 세우는 K라인은 움츠러든 몸과 정신을 펴 주고, 바른 자세를 갖추도록 하며, 신진대사를 촉진하여 효율적인 다이어트를 실천하도록 하는데 도움을 줍니다. 또한, 허증으로 기울어지는 몸의 상태를 전환하여 혈의 회복을 도모합니다.

싸우지 않고 이기는 법

《손자병법》에서는 싸우지 않고 이기는 것이 최선의 병법이라고 했습니다. 이는 참으로 명언입니다. 전쟁은 패자는 말할 것도 없고, 승자에게도 돌이킬 수 없는 피해와 상처를 남기기 때문입니다. 건강관리에서도 이 원리는 그대로 적용됩니다. 한의학에서는 '성인은 이미 병들어 있는 것을 고치지 않고, 병들기 전에 그것을 예방한다.'라는 원리를 토대로 양생과 섭생에 관한 내용을 강조하고 있습니다.

질병을 예방하는 것은 건강을 우리 곁에 머무르게 하여 더욱 의미 있는 시간을 보내고, 활력 넘치는 삶을 살아갈 수 있도록 합니다. 하지만 분주하고, 바쁜 일들과 촘촘히 연결되어 있는 디지털 미디어에 쫓기다 보면 정작 중요한 건강은 뒷전으로 밀려나기 일쑤입니다. 생명과 건강을 지키기 위한 한의학적 질병 예방법인 '양생의 도'는 자극적인 소리와 색 또는 강한 향미로 우리를 유혹하지 않습니다. 이런 부류는 담담하고, 꾸밈이 없으며, 그저 묵묵히 흐르고 있을 뿐입니다. 따라서 우리가 스스로 예방법을 적극적으로 우리 삶에 들여 놓아야 합니다.

화려하고, 자극적이고, 급변하는 세상 이면에 조용히 자리 잡고 있는, 늘 동일하고, 규칙적이며, 단순하고도 본질적인 자연의 법칙에 알람을 맞추어 적극적으로 양생의 도를 취하는 것은 싸우지 않고 이길 수 있는 최상위의 건강 관리법입니다. 여기에 건강과 자유와 진정한 아름다움이 속해 있습니다.

'양생의 도'라는 카테고리 안에는 여러 가지 목록이 있습니다. 시간과 계절에 맞게 생활하는 것, 담담한 오곡을 위주로 균형 있는 영양분을 섭취하는 것, 허증을 다스리는 보약을 복용하는 것, 경혈과 경맥을 자극하는 것 등 다양한 양생 목록이 존재하고 있습니다. K라인도 양생의 한 축을 담당합니다. K라인을 통해 얻는 '세우고, 응축하고, 퍼트리는 힘'은 생명력의 본질에 닿아 있습니다.

발레는 아름다움을 추구하고, 한의학은 건강을 추구하는 별개의 영역으로 보입니다. 하지만 진정한 아름다움은 건강에 기반하고, 건강하면 자연스러운 아름다움이 발휘되는 만큼 발레와 한의학은 어쩌면 서양과 동양에서 같은 곳을 향해 발전해 나가고 있었는지도 모르겠습니다. 진정한 건강과 아름다움이라는 두 분야의 교집합에 집중하고 있는 '발레와 한의학의 K라인'은 안에서부터 은은하게 배어 나오는 본연의 미를 찾아가고자 하는 이들의 여정에 동반자가 되어줍니다.

K라인은 발레를 통해 적극적으로 강화해나갈 수 있습니다. 하지만 발레를 할 때만 적용할 수 있는 것이 아닙니다. K라인을 세우는 것은 자세와 기운을 바꾸는 작은 습관에서 시작됩니다. 평소에도 장강혈을 의식하며 골반을 정렬하고, 중심으로 기운을 모으며, 척추를 세우는 습관이 어우러지면 K라인을 찾는 길이 더욱 수월해질 것입니다. K라인은 걸어갈 때, 앉아 있을 때, 이야기를 나눌 때, 일을 할 때, 설거지를 할 때 등 일상생활에서 언제, 어디서든지 인지하고, 연동시키며 생활화할 수 있습니다. 작은 습관이라도 단순한 반복을 통해 뼛속에 각인되면 이들의 세력은 점차 기세를 압도합니다. 하루하루의 노력이 쌓일 때 변화의 스위치가 올라갑니다.

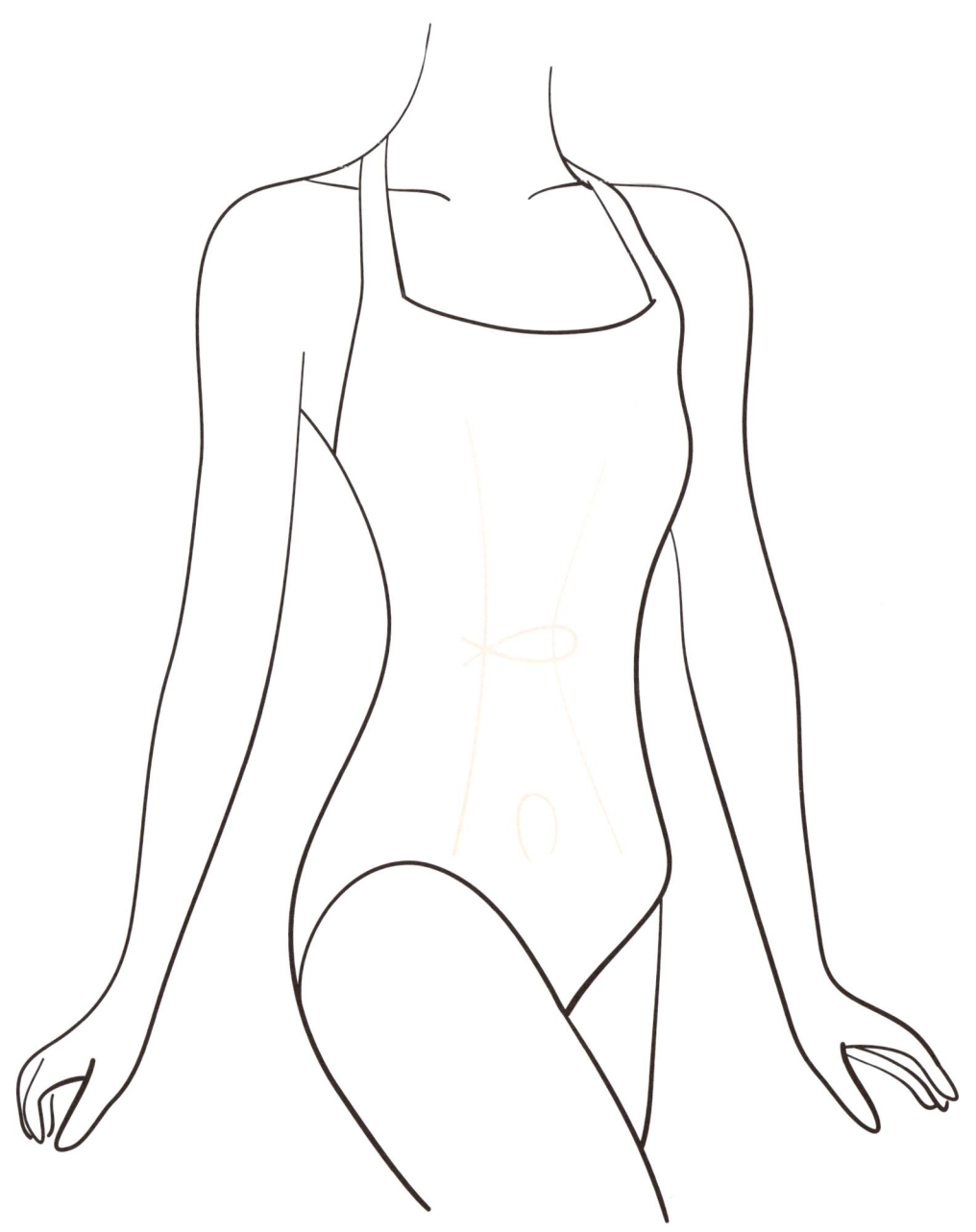

몸통의 네모 박스 안의 K라인이 보이시나요?

K라인 지도는 이제 여러분의 손에 들려 있습니다.

감수	김종수, 조선경
교정	박기원
일러스트	김윤
북디자인	주식회사 밀리앤미터

Published by JUSIMWORKS
© 2020 Yeonju Lee. All rights reserved.
Printed in Korea